MA MÉDECINE
HILARANTE

DU MÊME AUTEUR
(chez le même éditeur)

Elle est chouette, ma gueule, Prix Scarron.
Pour l'humour de Dieu, (Roman).
Elles sont chouettes mes femmes, Prix Alphonse Allais.
Le président Balta (Roman).

SIM

MA MÉDECINE HILARANTE

FLAMMARION

© Flammarion, 1990.
ISBN : 2-08-066517-0

Imprimé en France

Le rire est le médicament de l'esprit. Contrairement à ces produits à base de chloridrinate de bouzillanol ou d'esquintamil suractivé, il est sans aucune contre-indication et tous ses effets sont désirables. Seul inconvénient : il n'est pas remboursé par la Sécurité sociale. Ne sachant pas trop ce qu'est le rire, l'administration a préféré le rayer purement et simplement de ses nomenclatures.

A l'heure où la médecine traditionnelle en prend un sale coup sur l'ordonnance par la faute du bain de siège qui remplace l'aspirine, je veux, moi aussi, apposer mon stéthoscope sur l'humanité souffrante. Les pages qui suivent vous proposent des médications appropriées à toutes les pathologies. Elles s'inspirent d'anecdotes certifiées authentiques et citées à titre d'exemples. Plusieurs solutions sont offertes au lecteur : s'en inspirer pour les reproduire avec les variantes convenant au caractère du malade, s'en tenir strictement à sa structure au cas où l'imagination ferait défaut, ou rester spectateur pour profiter seulement des bienfaits de la lecture.

La posologie de l'ouvrage n'est pas directive. Les remèdes conseillés peuvent être pris de façon anarchique, à la demande, au moment où le besoin s'en fait sentir. Dès qu'une légère déprime commence à vous grignoter le moral, analysez rapidement la situation dans laquelle vous vous trouvez et allez vous asseoir devant ma table des matières située en fin de livre. Consultez la carte par le menu et choisissez l'antidote qui semblera convenir à votre mal. Que les hypochondriaques se rassurent : l'édition de poche sera bientôt disponible.

Docteur SIM

La solitude à l'hôtel

J'ai connu de véritables déprimes lorsque je descendais dans les hôtels de seconde zone, au début de ma carrière. Mes premiers voyages professionnels avaient pour but de ramener le plus d'argent possible à la maison et, compte tenu de mes cachets minuscules, je ne pouvais m'offrir que des gîtes où les matelas étaient aussi plats que mon portefeuille. J'en ai visité des hôtels de la Gare avec le train qui passe dans la chambre, des hôtels Bellevue qui donnent sur les poubelles, des hôtels de la Paix où l'aspirateur démarre à six heures du matin, des hôtels du Bon Accueil où le patron engueule ceux qui rentrent après minuit. Mon rêve serait de créer un bouquin touristique annuel qui s'appellerait, par exemple, le Bide Michelin avec des symboles signifiant les divers défauts des établissements mentionnés. Des matraques pour les prix, des marteaux-piqueurs pour le bruit et des planches à clous pour l'inconfort. J'en connais quelques-uns qui méritent le détour. Surtout pour les éviter.

Le premier contrat qui m'envoya en province me fut proposé par l'imprésario le plus pingre de Paris et les termes de notre accord étaient misérables. Pendant les deux semaines que dura mon séjour à Lyon, je n'ai jamais autant travaillé pour la peau. L'agence Harpagon me fit voyager en autocar pour amoindrir les frais de transport supportés par un cinéma de quartier dans lequel je devais passer en attraction entre le documentaire et le film. Deux matinées plus la soirée, tous les jours. La compression du personnel me forçait à ouvrir et à fermer le rideau moi-même, annoncer mon nom dans le micro des coulisses et allumer les projecteurs. J'étais la Cosette du showbiz.

Pour tout arranger, l'imprésario m'avait fait descendre dans un café-hôtel situé près de la gare des Brotteaux. Toute la nuit, les trépidations des convois faisaient vibrer les ressorts du sommier et, à partir de six heures du matin, le bruit de percolateur arrivait chez moi par la tuyauterie du lavabo. Ce qui me permettait d'être déjà réveillé quand la femme de ménage donnait des coups de balai dans ma porte en nettoyant le couloir et d'entendre la chasse d'eau des W.-C. communs tirée par les ouvriers de l'aube fréquentant l'hôtel. Ceux qui n'ont jamais donné dans ce genre de Moch'Bar ne peuvent pas savoir à quel point le travail manuel régularise les fonctions intestinales. Invariablement, vers huit heures du matin, lorsqu'un calme relatif m'assoupissait sur le parpaing qui me servait d'oreiller, la récureuse de plancher cognait à mon huis.

— Vous gardez la chambre ? criait-elle à travers le panneau d'aggloméré massif.

Je suis resté quinze jours dans cet hôtel. Chaque matin, cette délicate camériste me faisait bondir avec sa question qui trahissait toute l'incompréhension des lève-tôt devant le sommeil des couche-tard. Elle est rentrée plusieurs fois dans ma chambre avec son passe-partout, prétextant l'erreur. Quatre-vingts kilos de gélatine capitonnés de cellulite, serpillière à la main !

— Ah, bon, vous êtes encore là...

Un jour, je ne sais pas ce qui m'est passé par l'esprit. J'étais en pleines ablutions, la tête penchée sur le lavabo et les fesses nues pointées vers l'entrée quand la hussarde est arrivée, armée de son balai. J'ai fait un demi-tour éclair pour lui montrer la surprise du chef, voulant ainsi lui faire comprendre qu'elle venait de s'introduire dans la chambre d'un jeune homme de bonne famille. Hurlant de terreur, après avoir attrapé au vol une serviette de toilette pour me dissimuler le principal, je l'ai doublée en la bousculant sur le pas de ma porte. Comme une pucelle affolée, je me suis acculé contre le radiateur au fond du couloir et j'ai supplié.

— Laissez-moi ! Non, madame, je ne veux pas ! Pitié !

La bonbonne me regardait avec stupeur. Voulant donner un peu plus de corps à notre marivaudage, j'ai appelé au secours afin d'être entendu du rez-de-chaussée.

— Au viol ! A moi !...

Le patron est entré en scène par la cage de l'escalier.

— Qu'est-ce qui s' passe ?

On comprendra aisément qu'il me fallait accréditer ma position de victime.

— La dame, là, elle... elle a ouvert la porte de ma chambre.

— Qui ça ? a demandé le tenancier du Moch'Bar.

— La dame, là..., ai-je précisé en montrant la grosse balayeuse garée contre une armoire à linge.

— Mme Chambier ?

Je ne sais plus si elle s'appelait Chambier, Chaussier ou Chavier mais c'était quelque chose comme ça. Un nom aussi passe-partout que la clef dont elle abusait pour forcer l'intimité des clients de l'hôtel. En revanche, je me souviens très bien avoir semé le doute dans l'esprit du patron sur la moralité de sa femme de ménage.

— Ça fait plusieurs fois qu'elle rentre dans ma chambre quand je suis tout nu.
— C'est vrai, ça ?

Mme Chaumier a regardé son employeur avec des yeux qui pointaient déjà au bureau du chômage.

— Ben... c'est pour nettoyer...
— On dit ça, on dit ça, ai-je fait en rasant les murs en direction de mes appartements, et après on s'étonne des violences sexuelles en milieu hôtelier !

J'imagine que cet incident a dû modifier les rapports que la direction entretenait avec Mme Charrier car, jusqu'à la fin de mon séjour, celle-ci guettait mon départ de la chambre avant d'y faire le ménage. Je pouvais dormir jusqu'à midi sans être dérangé. Lorsque je prenais mon café au comptoir, elle avait terminé son service et traversait la salle pour quitter l'hôtel. Un silence, presque général, l'accompagnait jusqu'à la sortie et quand les habitués — sans doute au courant de ses débordements — la regardaient avec méfiance, c'était un moment délicieux. A mon avis, on ne se penche pas assez sur les cas de nymphomanie chez les techniciennes de surface.

Ce canular instinctif fut indubitablement le père de ceux que j'ai pu faire par la suite dans d'autres hôtels. S'il était surtout vengeur, ses enfants furent simplement espiègles. Pour réussir une bonne blague hôtelière, il faut d'abord étudier la topographie des lieux, observer la nature et le comportement de leurs occupants, profiter des situations fournies par le hasard et tenir compte des facteurs impondérables qui risquent de modifier les projets initiaux. On ne pourra pas faire la même chose dans un relais de routier et dans un château-hôtel. Ce qui suit le prouve.

Profitant de l'anonymat des acteurs débutants, j'ai servi le petit déjeuner à un camionneur ébahi de voir un domestique en livrée pénétrer dans sa chambre. C'était tout de suite après la guerre, à l'époque des tournées théâtrales minables qui fleurissaient partout dans les provinces libérées. La pièce que nous proposions avait été écrite par un chef de service de la Compagnie du gaz qui avait sacrifié toutes ses économies pour faire jouer son œuvre dans les sous-préfectures et, comme les recettes ne nous permettaient pas de mener grand équipage, les hôtels que nous fréquentions tenaient beaucoup plus du trois bougies que du quatre étoiles. L'indigence du producteur ayant réduit les comédiens à transporter eux-mêmes costumes et accessoires, j'avais, dans ma valise, une tenue complète de valet de chambre avec plateau et couverts argentés.

A l'heure du dîner, la veille, un routier en maillot de corps était entré dans la salle après avoir garé son quinze tonnes devant la façade de Ringard's Hôtel qui allait nous abriter pour la nuit.

— Salut Bébert! avait-il dit au patron avant de se taper trois Ricard en compagnie de quelques autres Fangio du bahut. T'as fait repeindre ton bistrot?

— Comme tu vois, Paulo. J'ai décidé d'améliorer le standing de la maison.

— Bravo, mon pote, parce que c'est pas la gueule de tes concombres en salade qui va attirer l'attention des critiques gastronomiques !

Le commentaire dudit Paulo me donna l'idée d'une petite supercherie. Le lendemain matin, costumé en valet de pied, gants blancs et gilet rayé, je frappai chez le camionneur. Tous mes copains acteurs observant la scène par leurs portes entrebâillées le virent apparaître, torse nu, le blaireau à la main, l'œil écarquillé sur un laquais présentant le plateau d'argent du petit déjeuner constitué d'un ballon de vin rouge et d'un morceau de camembert que j'avais remontés du café.

— Qu'est-ce que c'est qu' ça ? demanda-t-il en envoyant des particules de mousse à raser sur mes souliers vernis.

— Le breakfast de monsieur, répondis-je avec l'accent d'Oxford.

Il me regarda de la tête aux pieds puis essaya de mettre un peu d'ordre dans sa pensée.

— Vous êtes qui, vous ?

— Je fais partie du nouveau personnel de l'hôtel. Notre directeur, monsieur Bébert, m'a fait venir d'Angleterre pour m'occuper du service d'étage.

Le bon sens populaire étant maître en l'art du raccourci, le routier me fit part de son étonnement d'une façon elliptique.

— Ah ben merde, alors !

D'un geste du blaireau, il refusa le rouge et le camembert. Très valet grand style, légèrement courbé en signe d'allégeance, je lui demandai :

— Monsieur désire-t-il un thé au jasmin avec quelques toasts ?

Il déclina mon offre avant de s'enfermer chez lui.

— Non. Vous cassez pas la tête. Je descendrai au comptoir prendre mon jus, comme d'habitude.

Lorsqu'une demi-heure plus tard il entra dans la salle du bas, mes copains et moi étions attablés, dos au bar pour éviter l'identification. Le camionneur s'accouda sur le zinc, face au patron qui beurrait des tartines.

— Dis donc, Bébert, ça va la tête ?
— Quoi ?
— C'est pas parce que t'as passé ton rade au ripolin qu'il faut le prendre pour la Tour d'argent. Je te préviens tout de suite : si t'augmentes le prix de ma piaule pour payer tes larbins à dentelles, la prochaine fois j'irai loger en face.

Le patron posa sa baguette de pain sur le comptoir pour mieux examiner son client.

— T'as mal dormi, toi !
— Non, mais si t'as la folie des grandeurs, il vaut mieux que j'aille roupiller autre part.

Nous avons doucement quitté le bistro-hôtel, laissant les deux sourds continuer une conversation sans issue.

Un de mes passe-temps favoris dans les hôtels de cette catégorie était de créer de nouvelles toilettes à chaque étage. Cela ne demande qu'un investissement minime et un peu de tranquillité pour effectuer le petit travail manuel indispensable à la réussite de l'opération. Un tournevis genre couteau suisse et deux minutes de solitude sur les paliers suffisent. On peut ainsi dévisser la plaque des W.-C. communs pour la mettre à la place d'un numéro de chambre après avoir attendu l'arrivée du locataire. Il s'ensuit toujours un malentendu intéressant au cours duquel les acteurs involontaires improvisent une conservation digne des meilleurs auteurs de quiproquos. Je crois que ma plus belle expérience de ce type fut celle-ci.

J'étais arrivé à l'hôtel vers les dix heures du soir. En prenant possession de ma chambre, je vis mon voisin entrer dans la sienne. Un pot à tabac moustachu et chauve du couvercle transportant deux grosses valises probablement bourrées d'échantillons d'articles de bazar d'un mauvais goût très sûr. J'attendis qu'il se rende aux toilettes avant de se coucher et, après avoir guetté le bruit du verrou de sa chambre, je dévissai la plaque des W.-C. pour l'apposer délicatement sur sa propre porte. Il ne me restait plus qu'à espérer le client, l'oreille à l'écoute et l'œil aux aguets.

Le premier fut l'occupant de la chambre d'en face. Lorsqu'il tripota la poignée de la porte des pseudo-W.-C., la voix du représentant de commerce me parvint à travers la mince cloison qui nous séparait.

— Qu'est-ce que c'est ?
— Ne vous dérangez pas, répondit l'autre en faisant demi-tour.

Il revint cinq minutes après.

— Qu'est-ce qu'il y a ? demanda le représentant d'un ton légèrement excédé.
— Rien, j'attends que vous ayez fini, fit le prétendant au trône en regagnant sa chambre. C'est un peu long !

Il fit une troisième tentative un peu plus tard. Cette fois-ci, en cognant violemment contre la porte.

— Vous en avez encore pour longtemps ?

La réponse un peu pâteuse de mon voisin me fit penser qu'il était déjà au bord du sommeil.

— Encore pour longtemps... ça va pas non ? Vous voulez quoi, exactement ?

— Comment, je veux quoi ? Vous n'allez pas passer la nuit là-dedans ?

— Ça, c'est la meilleure ! Attendez que je me rhabille, je vais vous dire deux mots, moi...

Au bruit d'un objet qui venait de tomber par terre, je devinai qu'il avait cherché l'interrupteur de sa lampe de chevet dans l'obscurité. L'œil toujours collé à l'interstice de ma porte, je vis le client mécontent attaquer les marches de l'escalier qui menait à l'étage supérieur. Il les gravit en rouspétant.

— Quand on est constipé, c'est pas ici qu'il faut venir, c'est à Châtelguyon !

Le représentant ouvrit sa porte sur le couloir désert. Je l'entendis parler dans sa moustache.

— Il est pas bien, celui-là. On n'a pas idée d'emmerder les gens à cette heure-là !

Il s'enferma à nouveau sans avoir remarqué la plaque qui allait s'avérer encore plus rentable un quart d'heure après. C'est un type entre deux âges et en robe de chambre qui tenta d'utiliser les fausses toilettes. Mon voisin, sans doute réveillé en sursaut, aboya.

— Vous allez me foutre la paix, non ? Ça vous amuse, ces conneries-là ?

Le bonhomme interloqué se réfugia dans l'excuse timide.

— Je vous demande pardon, monsieur, prenez votre temps, je vais revenir.

— Revenir ? Vous êtes malade ou quoi ?

Le client s'en alla prudemment et disparut au bout du couloir.

Pensant que les occupants de l'étage n'étaient plus dans le besoin, je me couchai et ne tardai pas à m'endormir. Je fus réveillé en pleine nuit par un hurlement de femme et des éclats de voix. Mon voisin était hors de lui et de sa chambre, gesticulant devant une dame en peignoir à fleurs qui le regardait, paralysée de surprise.

— Mais qu'est-ce que c'est que cet hôtel ? Vous êtes tous dingues, ici !

Un autre type fit irruption au tournant du couloir

— Qu'est-ce qu'il y a chérie ?

— C'est ce monsieur, fit la voyageuse, il est sorti des waters comme un fou. J'ai eu très peur.

Le premier client piégé confirma.

— On n'a pas idée de dormir dans les chiottes. Il est là-dedans depuis hier soir.

L'étonnement de mon voisin fit plaisir à voir.

— Comment, dans les chiottes ?

Quelqu'un désigna la plaque des W.-C.

— Et ça, qu'est-ce que c'est ?

Le représentant examina l'inscription en fronçant les sourcils puis posa un regard incrédule sur sa porte qu'il poussa enfin pour vérifier la topographie des lieux. Les témoins découvrirent avec surprise l'ameublement qui n'avait rien de sanitaire. On entendit, alors, des hypothèses et des suppositions variées auxquelles j'apportai un élément nouveau en montrant les véritables toilettes.

— C'est là, dis-je, avec le flegme de Sherlock Holmes.

Il y eut une légère bousculade devant le petit endroit qui travailla à la chaîne pendant un bon moment. Avant de gagner sa chambre, le représentant dévissa la plaque incongrue.

— C'est curieux. J'ai pas vu ça quand je suis arrivé. Demain, le patron va m'entendre, me confia-t-il.

— Vous savez, répondis-je, on agit parfois machinalement.
— Quand même, c'est bizarre.
— Ça doit être une erreur de l'architecte, suggérai-je avant de rentrer chez moi pour m'endormir avec la satisfaction du devoir accompli.

Nous allons passer sans transition des hôtels de la chaîne Mouchabeuf aux palaces de première catégorie. Pour connaître les us et coutumes de ces dortoirs cossus où la nuitée peut dépasser allègrement la paie mensuelle d'un smicard, où il suffit d'appuyer sur un bouton pour déclencher une éruption de valetaille quelle que soit l'heure, où l'homme aux clefs d'or fait sauter les verrous de l'impossible et où l'addition finale ressemble à une facture de garagiste, il m'a fallu attendre que mes employeurs me prennent pour une valeur sûre. Pour qu'un artiste puisse descendre dans les beaux hôtels, il lui faut d'abord monter en haut de l'affiche.

En dehors du plaisir qu'on ressent à se faire bien traiter, à dormir dans de vastes et belles chambres, à être salué comme un propriétaire, je n'ai jamais éprouvé le besoin de motiver ma note par les attitudes, parfois caractérielles, des gens qui paient cher. Devant les fastes hôteliers, j'ai plutôt le comportement d'un ancien pauvre que d'un nouveau riche. Aujourd'hui encore, le souvenir de mes premières nuits dans le luxe reste agréablement présent à ma mémoire. Quand j'arrive devant la façade d'un palace, j'ai toujours l'impression d'être un sans-culotte accroché aux grilles du château de Versailles avec cette différence que, pour y entrer, je n'ai pas besoin de virer le roi.

Les seuls égarements qu'on pourrait me reprocher en ces occasions s'apparentent plus à des plaisanteries de galopin qu'à des caprices d'enfant gâté. Dans l'aventure suivante, l'un de mes meilleurs amis s'est fait mon complice pour emmener, malgré lui, un brave portier de nuit au pays de l'absurde. Cet ami, c'est le fameux Don Patillo sans qui les pâtes Panzani ressembleraient à ces chanteurs et chanteuses des émissions de variétés actuelles : des nouilles télévisées. Grâce à André Aubert — c'est son nom — les spaghettis ont le goût délicieux du péché et des senteurs de Provence. Avant qu'André ne découvre que les pâtes pouvaient être alimentaires dans les deux sens du terme, nous avons fait plusieurs tournées ensemble, riches d'épisodes cocasses provoqués par un continuel besoin de rire.

Il était environ deux heures du matin lorsque nous arrivâmes devant l'hôtel le plus chic de Lille, où deux chambres avaient été retenues à nos noms par l'administrateur de la tournée. Notre séjour dans la ville précédente et le voyage qui nous avait amenés à Lille s'étaient passés de façon classique, c'est-à-dire sans trouvaille, sans gag inédit. Malgré la pression intérieure de nos zygomatiques, la soupape ne s'était pas ouverte. Nous étions manifestement en manque d'hilarité.

C'est dans cet état tristounet que je cherchais vainement une place pour garer ma voiture. Comme souvent dans les anciens palaces, le garage n'existait pas dans les installations de celui-ci et, vu l'heure tardive de notre arrivée, tous les emplacements voisins étaient occupés. Nous fîmes plusieurs fois le tour du pâté de maisons. En repassant devant un arbre déplumé — nous étions en plein hiver — André constata avec son accent méridional légèrement endormi

— La première fois qu'on l'a vu, il n'avait pas de bourgeons.

A la énième fois, il déclara.

— Continue... avec un peu de malchance, on verra pousser les feuilles.

Ce mec m'a toujours fait rire. Je regrette de n'avoir pas connu Marcel Pagnol pour le lui présenter. C'est un mélange de solitude et de convivialité, d'angoisse et de maîtrise professionnelle, de folie et de sagesse. Il fait partie de mes frères en déraison.

Pris dans ce manège imbécile à la recherche d'un introuvable créneau pour ranger ma ferraille, nous avions un avant-goût du mouvement perpétuel. C'est en repassant encore une fois devant l'entrée de l'hôtel qu'André cria :

— Stop !

— Y'a une place ? demandai-je, le point mort rempli d'espoir.

— S'il y a une place ? C'est pas une place, c'est un écrin, un coffret capitonné, un coffre à bijoux !

— Où ça ?

Avant d'entendre sa réponse, je vis dans ses yeux autre chose que la satisfaction d'avoir découvert les quelques mètres indispensables à l'évasion de notre prison mobile. J'entrevis déjà l'insolite, l'inhabituel. Il arriva sous forme d'explication.

— On va garer la voiture dans le hall de l'hôtel.

Pourquoi pas ? Quand il n'y a aucun moyen de résoudre un problème, il faut — comme disait Jean-Paul[*] — inventer des solutions nouvelles à partir

---

[*] Jean-Paul Sartre.

d'une situation définie. Bien que hardie, la proposition était séduisante.

J'arrêtai ma D.S. devant la grande porte de l'hôtel, évaluant d'un coup d'œil la largeur de l'ouverture et la hauteur des marches du perron. Ça pouvait passer. Il ne restait plus qu'à convaincre le portier, qu'on apercevait à travers la baie vitrée, et qui, comme tous les veilleurs de nuit, dormait du plus profond sommeil, le front sur le registre des entrées. Plusieurs coups de sonnette furent nécessaires pour lui rappeler sa fonction. Il se redressa à demi pour regarder le téléphone avec méfiance, s'arracher un poil de nez, le mettre dans un cendrier et tourner lentement la tête vers nous. Il nous regarda à travers la vitre comme s'il découvrait deux martiens sur son balcon puis, lentement, s'avança vers la porte en réajustant son pantalon. Son allure, ses gestes et son expression prouvaient qu'il exerçait son métier beaucoup plus par nécessité que par vocation. Je me souviens avoir cherché sur son visage un semblant de sympathie et, ne l'ayant pas trouvé, avoir simplement découvert le sourire vertical de sa braguette ouverte sur des profondeurs insondables.

— Bonsoir monsieur, tonitrua Aubert, en exagérant le soleil de sa voix. Ça va bien ?

C'est affreux ! Demander ça à un type qu'on réveille toutes les cinq minutes au milieu de son travail ! Et après on s'étonne que les gens manifestent dans la rue pour la semaine de trente-cinq heures. A ce train-là, la C.G.T. et Henri Krachdukir auront vite fait de mettre la grève des veilleurs de nuit à l'ordre du jour.

— Boof, répondit le gardien avec un accompagnement de savates sur le carrelage. Vous avez réservé ?

— Oui, précisa André, il y a deux chambres à nos noms plus un emplacement de garage pour la voiture de monsieur Sim.

— Il n'y a pas de garage, informa le gardien.

— Je sais. Nous sommes clients de l'hôtel depuis longtemps mais, chaque fois que nous passons, la direction nous autorise à garer la voiture dans le hall.

— Où ça ?

— Ici, dans le hall, entre les fauteuils et le comptoir de réception. Vous connaissez bien monsieur Sim ?

Le veilleur remonta ses paupières sur moi et tenta une expression de bienvenue.

— Oui, je vous voyais souvent à la télé avant de travailler la nuit. Vous m'avez bien fait rire, fit-il tristement.

— Je suis un ami de votre directeur, ajoutai-je. Je rentre toujours ma voiture dans le hall jusqu'au lendemain matin.

— Ah, non, ça c'est impossible ! On ne peut pas faire une chose pareille ici, protesta le veilleur en se réveillant tout à fait.

Toute la persuasion d'André Aubert entra en action. Si Don Patillo pouvait convaincre Dieu que les raviolis étaient nécessaires à la santé des âmes, il pouvait bien persuader un concierge d'hôtel qu'une voiture de qualité ne pouvait pas coucher dehors.

— Mais si, c'est possible, en poussant un peu le canapé et les plantes vertes.

— Mais, le directeur...

— Le directeur, coupa André, il ne sera pas content d'apprendre que vous avez refusé d'abriter une D.S. toute neuve.

Je glissai un billet dans la main du brave type,

sachant pertinemment que c'était la meilleure huile pour débloquer les serrures. Nous poussâmes ensemble les sièges et les bacs à plantes contre le mur, le concierge ouvrit la porte à deux battants et, guidé par André Aubert, je fis entrer la voiture dans le hall.

L'ensemble était du plus bel effet. On aurait dit le Salon de l'auto en miniature. Après l'avoir remercié pour son urbanité, nous laissâmes le veilleur en contemplation devant la pièce unique qui lui bouchait carrément la vue. Je m'endormis dans les bras d'un Morphée garagiste qui rigolait autant que moi. Le lendemain, je fus réveillé par la sonnerie du téléphone.

— Allô, monsieur Sim, c'est le directeur à l'appareil. Je viens de voir votre voiture dans le hall et je suis à la réception avec le veilleur de nuit. Pouvez-vous descendre de suite ?

Mon côté humanitaire se réveilla en même temps que moi et, pensant aux ennuis que le concierge devait avoir avec son employeur, je pris les devants.

— Votre employé n'est pas du tout responsable et je ne voudrais pas qu'il subisse les conséquences de cette plaisanterie.

— Pouvez-vous descendre, m'interrompit-il, je voudrais vous parler. La face drôle de la blague s'était estompée. J'avais l'impression désagréable d'un enfant dont la faute vient d'être découverte et commençais à regretter la suggestion d'André Aubert. Cinq minutes après, je sortais de l'ascenseur. Ma voiture m'apparut être un pavé noir au milieu d'un plat de lentilles. C'est fou comme les choses de la nuit sont différentes en plein jour. Combien de fois suis-je tombé en admiration devant les filles de minuit, superbes et consentantes, pour retrouver dans mon lit, le lendemain matin, des radasses fatiguées. Après avoir contourné les fauteuils déplacés, évité un client empêtré dans ses bagages au milieu des plantes vertes, j'arrivai, tout miel, devant le patron de l'hôtel.

C'était une grande perche vêtue d'un complet en prince-de-galles avec une moustache à la Errol Flynn au-dessus d'un dentier qui aurait pu provenir de chez Cartier. Avant toute chose, je déversai une tonne d'excuses à ses pieds affinés par des chaussures en croco. Derrière lui se trouvait le pauvre veilleur de nuit dont le visage était aussi froissé que le costume.

— ... Je vous prie donc de m'excuser, terminai-je. Ce n'était qu'une blague. Nous allons tout remettre en ordre.

— Je viens d'avoir monsieur Aubert au téléphone, m'informa le directeur dans un sourire naissant. Il m'a dit que votre voiture était à vendre.

Ah, ben ça alors! Ce salopard d'André se servait de moi pour se confectionner des rigolades égoïstes! Voilà maintenant qu'il mettait en vente mes biens personnels dans des vitrines publiques. Qu'allais-je trouver comme moyen de le contrer? En matière de stratégie militaire, lorsque l'ennemi vous attaque sur le flanc gauche, il faut le lui présenter pour lui faire croire que vous n'avez pas encore compris ses intentions et, pendant cette manœuvre, vous renforcez votre flanc droit pour préparer une volte-face qui le surprendra sur ses arrières. Je m'entendis répondre :

— En effet, ma voiture est à vendre. Pourquoi?

Ma voiture n'étant pas à vendre, il serait toujours temps de faire marche arrière. Je voulais surtout entendre la réponse du directeur. Elle sortit à travers l'émail éclatant de ses dents.

— J'aimerais vous l'acheter parce que je collectionne les modèles et comme Citroën arrête la fabrication de la D.S., la vôtre m'intéresse.

C'est ainsi qu'à la fin de la tournée, ma D.S. 21 a repris le chemin de Lille. Après avoir réfléchi, cette vente prématurée était une bonne affaire et si André Aubert n'avait pas eu l'idée de ce hall d'exposition insolite, l'Errol Flynn du Nord n'aurait jamais remarqué mon automobile qu'il me racheta très nettement au-dessus de son prix. Ce qui prouve que, parfois, la fortune vient en dormant.

Les châteaux-hôtels m'ont toujours inspiré des scénarios originaux selon leur style, leur époque et leur situation. Qu'elles soient de naissance féodale, seigneuriale ou qu'il s'agisse de gentilhommières, ces grandes demeures reconverties dans le tourisme de luxe font naître en moi le besoin d'y vivre des aventures en rapport avec leur essence. Je ne me contente pas d'y prendre mes repas sous des voûtes gothiques ni d'y dormir dans des lits à baldaquin, il m'arrive d'emprunter l'apparence de leurs anciens propriétaires. C'est ainsi que je me suis quelquefois présenté à mes compagnons de tournées et voisins de chambres vêtu en habits d'époque avec les moyens du bord. Je fais généralement cela après que chacun se soit enfermé dans ses appartements pour dormir. Rien ne vaut un couvre-lit brodé et des coussins pour se faire une robe à crinoline. Avec un abat-jour surmonté d'un napperon de dentelle je me suis glissé dans la peau des grandes dames du temps passé et j'ai frappé à la porte de mes copains en Catherine de Médicis ou en duchesse de Langeais. Un soir, déguisé en Gilles de Rais avec une serviette de bains en guise de culottes bouffantes, un gant de toilette pour la barbe et un couteau à beurre entre les dents, j'ai flanqué une trouille bleue à la femme de chambre qui, comme sœur Anne, n'avait rien vu venir. Un matin, j'ai pris le risque d'aller visiter Victor Lanoux qui logeait à l'étage au-dessus du mien, vêtu en faune, c'est-à-dire complètement à poil, mes rares cheveux disposés en petites cornes et jouant de la brosse à dents comme d'une flûte traversière. Mon concert bucolique fut interrompu par un type qui sortait de l'ascenseur, très étonné de voir le dieu Pan posséder une telle morphologie. Une autre fois, je me suis transformé en bébé, langé avec un drap de lit. J'ai arpenté tous les étages de l'hôtel en pleurant à chaudes larmes, suivi par Annie Cordy et ses musiciens morts de rire en me voyant perdre mes couches dans les couloirs.

Dans ces moments-là, je dois avouer que je ne suis plus moi-même. La folie contrôlée qui me gouverne me sert d'antidote. J'ai sans doute besoin d'un remède contre le mal moral, cette bile noire provoquée par tous les incidents de la vie qui dérangent mes jours heureux. Je veux jouir avant de souffrir et non pas me contenter des plaisirs banalisés que les convenances nous imposent pour nous faire marcher au pas jusqu'au cimetière. Si Victor Hugo a dit : « La mélancolie, c'est le bonheur d'être triste », moi j'affirme que ma folie, c'est ma joie d'être gai. En ce domaine, jusqu'à maintenant, je n'ai pas perdu mon temps et j'espère que le présent ouvrage suscitera des vocations.

Qu'il était triste, ce château-hôtel dans lequel nous étions descendus au cours d'une tournée du podium d'Europe 1. Tous les ans, pendant les mois d'été, la station de radio produisait un spectacle itinérant en plein air avec les vedettes du jour, les majorettes, les jeux publicitaires et les animateurs en vogue. Cette année-là madame Soleil — Germaine pour les intimes — était l'une des stars du podium et nous avions décidé, en commun avec Harold Kay — dont je salue, au passage, la mémoire — de loger dans les meilleurs endroits. Manque de chance, le hasard des réservations nous avait fait tomber dans un manoir sinistre des Pyrénées, perdu dans la montagne.

Nous arrivâmes, par une nuit sans lune, devant une masse de pierres noires entourées de douves, accueillis par le chant des crapauds. Au fond de la grande salle qui servait de réception, un être bizarre inscrivit nos noms sur un registre et, dans le plus parfait mutisme, nous conduisit à nos chambres. C'était une enfilade de vastes pièces peintes à la chaux, meublées de hautes armoires anciennes et de lits à colonnes. Tout grinçait. Le plancher, les gonds, les sommiers. Je ne pouvais vraiment pas me coucher avec l'impression d'être un Hamlet du musée Grévin paumé dans un Elseneur du midi de la France. Il me fallait trouver le contrepoison à l'état dépressif qui déjà me gagnait. L'idée me vint alors de jouer les personnages évoluant habituellement dans un tel décor. Je frappai chez Harold Kay.

— Que me vaut votre visite à cette heure tardive, messire ? s'enquérit-il en apparaissant vêtu d'un slip, une savonnette à la main.

Je lui fis part de ma brusque envie de faire un roman-photo avec mon polaroïd : l'histoire de trois fantômes en tournée, sponsorisés par Europe 1. Nous n'eûmes pas besoin de beaucoup d'arguments pour convaincre madame Soleil de jouer les ectoplasmes dans les couloirs du château et dix minutes plus tard je la photographiai au bas d'un escalier de pierre, recouverte de la tête aux pieds par un drap.

Comme tous ses amis, j'ai le privilège d'appeler par son prénom cette femme intelligente qui a su donner à l'astrologie des lettres d'humour en y mêlant la saine philosophie de ceux qui aiment la vie. Elle sait aussi bien lire la carte du ciel que faire les confitures. Pour une spécialiste du zodiaque, c'est le meilleur signe. Je la revois, posant pour la photo et riant de son aspect fantasmagorique à côté d'Harold, lui-même revêtu d'un drap, traînant ses courroies de valise en guise de chaînes.

Pour que l'action soit plus vivante, j'emmenai mes acteurs dans une sorte de galerie qui abritait les portraits des anciens propriétaires. A leurs mines soucieuses, on pouvait se demander s'ils ne prévoyaient pas, qu'un jour, leur château servirait d'hôtel pour payer la taxe foncière. A cette heure-là, les clients devaient être tous couchés car il n'y avait pas un chat-huant dans les corridors. Voulant donner plus de mouvement au jeu, je demandai aux fantômes de parcourir les lieux avec les gestes classiques des films d'épouvante et c'est ainsi que je flashai Harold Kay en train d'effrayer une armure de chevalier et Germaine Soleil déambulant dans le couloir sous son drap de lit.

— Hou ! Hou ! Hou ! faisait-elle en jaillissant du coin d'une armoire, le suaire menaçant.

La surprise arriva sous la forme d'un client noctambule, probablement de retour d'une de ces discothèques implantées en pleine campagne. Toute à son rôle, madame Soleil ne l'avait pas entendu venir et encore moins vu à cause du suaire qui lui tombait sur les yeux. Lorsque sa tête apparut dans l'escalier en colimaçon, je fis un signe à Harold qui s'éclipsa par une autre issue. Caché par une colonne, je pus assister à la rencontre qui se produisit en haut des marches.

— Hou! Hou! Hou! continuait Germaine sans voir le type pétrifié qui venait de s'arrêter net derrière elle.

Elle exécuta quelques moulinets avec les bras puis, se retournant pour hanter ses arrières, tomba nez à nez avec le voyageur de la nuit. Ils crièrent tous les deux en même temps.

Le drap de lit glissa à terre, découvrant madame Soleil dans son entière luminescence. Le client avait les yeux béants.

— Vous... vous êtes madame Soleil? parvint-il à articuler.

L'évidence est parfois difficile à avouer. Germaine, ayant récupéré son sang-froid comme tout revenant normalement constitué, tenta d'amoindrir la surprise.

— Oui mais je... je suis ici incognito.

— Ah, bon! fit le client en la contournant avec prudence. Vous... vous êtes toute seule?

— Toujours, dans ces moments-là.

— Ah, bon! répéta-t-il afin de ne pas risquer une phrase contrariante.

Il marcha un peu à reculons en observant Germaine d'un air circonspect et dit, avant de reprendre l'escalier :

— Bon, et bien... je vous laisse. Bonsoir madame.

— Bonsoir monsieur, répondit-elle.

Je ne vous raconte pas la vitesse avec laquelle nous avons regagné nos pénates pour éclater de rire en même temps, et s'endormir l'esprit aussi léger que nos apparitions. Il est probable que le client de ce château-hôtel doit avoir une fausse idée des activités de madame Soleil mais, que voulez-vous, les réputations les plus solides ont toujours leurs détracteurs.

Rien ne vaut la pêche à la ligne pour oublier les nuisances du modernisme. Quand je prépare mes bagages pour partir en tournée, je n'oublie jamais d'emporter ma canne et mes ustensiles. Entre deux villes, il y a toujours une de ces charmantes petites rivières de France pour me faire un clin d'œil et je ne peux résister au plaisir de lui caresser la peau avec mon bouchon. C'est si bon de s'arrêter au bord d'une eau chantante, un matin de printemps, avec le simple alibi de prendre quelques gardons qu'on libère en les remerciant de leur gentillesse. C'est si reposant de manger une tranche de jambon sur du pain de campagne en buvant la bière qu'on a mise au frais, dans l'eau, entre deux pierres. Pour moi, ce sont des grands moments de l'existence. Un peu de soleil, l'ombre des arbres, les oiseaux, une libellule sur ma canne à pêche et qu'importe si le goujon boude, il y a ce calme qui fait oublier le monde, le bruit des villes et toute l'effervescence inhérente à la vie du spectacle. Mais il m'arrive aussi d'utiliser mes outils à des fins moins pastorales pour pêcher en eau trouble. C'est fou ce qu'on peut faire avec une ligne et un hameçon en dehors des éléments auxquels ils sont destinés ! Avant d'avouer mes propres fautes, je veux citer, à ce propos, un des canulars les plus cruels de Francis Blanche.

Jeune acteur débutant, il habitait une chambre meublée dont la propriétaire résidait juste à l'étage au-dessous. Il n'entretenait pas de bons rapports avec la vieille dame acariâtre qui vivait avec un chat hargneux et un poisson rouge sans personnalité. En payant son loyer, Francis se faisait constamment griffer par le matou imbécile qui dormait sur la table. Je pense que, vu la fréquence de ses paiements, il n'avait quand même pas dû se faire griffer souvent. N'empêche qu'il ne tarda pas à éprouver de la haine pour l'animal. Sa vengeance se présenta, un jour d'été, sous la forme du bocal à poisson que la vieille dame avait installé sur un guéridon de son balcon. De sa fenêtre qui surplombait celui-ci, Francis fit une pêche miraculeuse pendant l'absence de la propriétaire et passa le poisson à la poêle à frire. Après l'avoir délicatement dépecé, il redescendit les arêtes au bout du fil avec un bricolage qui les bascula dans le bocal. Tête de la vieille découvrant avec surprise l'anorexie subite de son poisson rouge ! Satisfaction de Francis écoutant le bruyant réquisitoire prononcé contre le chat qui avait poussé l'inconscience jusqu'à venir faire la sieste près du bocal.

Ma première pêche à marée plus que basse eut lieu sur la scène des concerts Pacra, un vieux music-hall de la Bastille transformé en je ne sais quoi par les révolutionnaires de l'immobilier. Pour respecter la tradition qui veut que les artistes se fassent des blagues entre eux lors de la dernière représentation, j'étais monté dans les cintres, armé d'un fil de nylon et d'un hameçon. Le chanteur vedette était une sorte de crooner efféminé sussurant des mélodies à l'eau de rose, vêtu d'un smoking de couleur avoisinante et portant une moumoute pour cacher le vélodrome à mouches qui lui servait de crâne. Comme il avait l'habitude de saluer le public en inclinant le buste, le corps piqué raidement au milieu de la scène, je n'eus aucun mal à poser mon hameçon sur ses faux cheveux pendant son ultime guimauve. Lorsqu'il fit sa révérence, je tendis mon fil invisible et la perruque resta suspendue dans l'air à quarante centimètres au-dessus de sa tête. Il obtint un succès comique sans aucun rapport avec son répertoire. Je n'étonnerai personne en précisant que ce jour fut le début d'une fâcherie définitive entre lui et moi.

Cette passion de la pêche à la ligne me conduisit à étendre mes activités halieutiques dans les endroits les moins propices à cet art. Par exemple, l'hôtel de la Poste à Rouen n'est pas le coin le plus recherché par les pêcheurs au coup et, pourtant, j'y ai fait des fritures de casquettes à faire pâlir les champions de concours. Au balcon du premier étage, le poste est parfait pour ferrer la gapette du voiturier. Il faut évidemment être monté assez fin et plombé pareillement s'il n'y a pas trop de vent. Un hameçon forgé numéro seize est tout de même nécessaire si l'on accroche une casquette dotée d'une visière en plastique, beaucoup plus réputée pour sa combativité que pour sa méfiance. On peut, bien sûr, se munir d'une épuisette mais le côté sportif de ce genre de pêche s'en trouve déprécié.

Le voiturier et le portier de cet hôtel avaient l'habitude de déposer leurs casquettes sur une margelle de pierre lorsqu'ils avaient un instant de répit. De la fenêtre de ma chambre, avec une canne à lancer, je pus assurer ma première prise en profitant de l'inattention de l'employé qui bavardait avec un chauffeur de taxi. Ferrant sec sur la touche, je remontai le couvre-chef. Un de mes amis le redescendit aussitôt dans le hall de l'hôtel pour le poser en douce sur un guéridon. De là-haut, je vis le portier chercher sa casquette puis entrer dans le hall. Mon copain fut témoin de son étonnement quand il la découvrit à cette place. Dix minutes plus tard, le même manège se reproduisit et là, le portier accusa le voiturier.

— T'es content ?
— De quoi ?
— D'avoir inventé un jeu de con.
— Ça va pas non ?

Pour ne pas rendre le poisson méfiant, j'ai replié mes engins jusqu'au lendemain. C'est un peu avant de quitter l'hôtel que j'ai réussi ma plus belle partie de pêche en compagnie des Tags Brother's, trois garçons qui, à l'époque, avaient un époustouflant numéro de mimes. Adeptes des plaisanteries les plus douteuses, ils avaient accepté mon invitation et, vers midi, nous étions, tous les quatre, postés aux deux fenêtres de ma chambre. Faute de matériel, mes complices pêchaient à la palangrotte, technique qui consiste à utiliser un fil sans canne et à le tenir avec l'index. Ils s'avérèrent fins pêcheurs. Le temps et le lieu nous mirent dans les conditions du succès car le ciel était pur, pas un poil de vent et, surtout, des flottilles de promeneurs en bancs serrés.

J'avais, pour ma part, abandonné la pêche à la casquette, préférant tâter le menu fretin. On le voyait passer sur le trottoir à la recherche de nourriture devant les magasins d'alimentation jouxtant l'hôtel, les femelles portant des cabas ou divers paquets, les mâles devisant par groupes. L'un de mes compagnons eut la première touche. Son hameçon accrocha un filet à provisions porté par une grosse mère d'environ soixante-quinze kilos.

— Donne du mou ! Donne du mou ! lui conseillai-je.

Il dévida sa palangrotte pour laisser filer sa prise.

— Vas-y, maintenant, ferre !

Son coup de poignet fut trop sec et la ligne cassa en s'entortillant autour d'un poteau de signalisation. Le propre du bon pêcheur est de ne jamais s'entêter sur la même tactique et d'en changer si elle ne donne rien. En l'occurrence, je me rendis vite compte que les grosses pièces, genre sac à provisions, valises ou porte-documents, seraient très difficiles à prendre si nous n'appâtions pas le coin comme on fait d'habitude. Il fallait centraliser les passants juste au-dessous de nos fenêtres. Pour attirer le badaud, rien ne vaut un bon appât à base de fric. Après avoir tiré du fond de nos poches toute la monnaie disponible, je lançai l'amorce à la volée et le résultat ne tarda pas à se produire. Quelques beaux spécimens de curieux et de flâneurs, superbes représentants de la race des gobe-mouches, s'arrêtèrent à la hauteur de nos lignes pour picorer la mitraille.

— J'en ai un ! jubila mon pêcheur de droite.

En effet, son hameçon venait de saisir l'écharpe d'un musard d'assez bonne taille qui s'était baissé vers une pièce de un franc.

— Tends ton fil doucement, conseillai-je, et tire dans la coulée.

Suivant mes recommandations à la lettre, il eut un très joli geste de rappel. L'écharpe glissa insensiblement des épaules du musard qui, tout à son mouvement vers le sol, ne se rendit pas compte de l'ascension de son cache-col qui fut aisément remonté jusqu'à la berge du balcon.

Je ne résiste pas au désir d'ouvrir une parenthèse pour tenter d'expliquer le comportement du musard commun, issu du croisement de l'oisif momentané et du glandeur d'occasion. Le musard commun se reconnaît facilement à sa façon de rester, bouche bée, devant l'événement ou la chose qui semble convenir à ses aspirations. Il peut ainsi avaler les leurres les plus gros proposés par les camelots de la rue, les patrons de syndicat et les hommes politiques. Sa nature crédule en fait la proie rêvée des pêcheurs en eau trouble.

Après une petite période d'accalmie, un banc de touristes vint s'échouer au bord du trottoir et, de notre poste d'observation, nous les vîmes grouiller en direction de l'entrée de l'hôtel. Il ne nous restait plus qu'à jeter nos lignes dans le tas. Nous pêchâmes ainsi des sacs de toile, quelques visières publicitaires, deux appareils photo et un parapluie. Malheureusement, un hameçon piqua la nuque de quelqu'un et tous les regards convergèrent vers le premier étage.

Notre partie de pêche se termina dans le bureau du directeur de l'hôtel. Nous avons restitué le contenu de nos bourriches en essayant d'expliquer que notre action était purement écologique et qu'elle consistait en l'étude des milieux où vivent les espèces touristiques en voie de prolifération. Afin de rendre notre argument plus solide, je donnai quelques détails supplémentaires au directeur qui garda un calme parfaitement professionnel.

— Nous nous intéressons plus spécialement à la migration du *touristum vulgaris* en suivant le déplacement de ses populations d'un hôtel à un autre. En procédant au baguage de ses bagages, il est ainsi possible de les localiser pendant leurs étapes. J'ai personnellement retrouvé à Nice un spécimen allemand dont nous avions bagué le chapeau en Alsace.

Le directeur m'a écouté en frisant de l'œil et de la

lèvre. Il nous a laissés partir en nous félicitant pour l'ensemble de notre œuvre et en nous recommandant toutefois une certaine prudence dans l'exercice de notre mission. Nous avons quitté l'hôtel, convaincus d'être heureusement tombés sur un très fin pêcheur.

Je loue la patience dont certains responsables hôteliers font preuve quand une troupe d'artistes envahit leurs locaux. En principe, le saltimbanque est tapageur. S'il s'amène en terrain conquis, avec une tête qui ne passe pas la porte, je ne suis pas son frère. Les hurlements de couloirs des tournées minables ou les chansons à boire des équipes sportives à deux heures du matin ne m'ont jamais fait rire. Pour combattre la solitude à l'hôtel, il y a des solutions moins grégaires. Établir le plan d'un canular, tracer ses lignes principales avec, au bout, les surprises possibles, se préoccuper des conséquences en tenant compte des tenants et des aboutissants, est la première joie du rieur distingué. Les remèdes par le rire ont quelque chose d'homéopathique. Leurs emballages doivent être conçus avec le meilleur soin. Si les granules de fourirus solubilis sont comptés à l'unité près et les ampoules de rigolo-éléments parfaitement dosées, la santé morale du patient n'en sera qu'améliorée.

C'est en vertu de ces principes qu'un soir, après avoir donné un gala au profit des œuvres sociales de la police bordelaise, le producteur de notre spectacle a proposé une petite cure de détente aux artistes de la troupe. Cet homme généreux s'appelle Roland Hubert. Toutes les vedettes passées et présentes ont été produites par lui et gardent le souvenir d'une organisation impeccable et d'agapes irrésistibles.

Celles qui eurent lieu à Bordeaux, sur son instigation, sont à marquer d'une pierre blanche.

Bécaud a mis en musique la solitude de l'artiste après la tombée du rideau rouge. Il est vrai, qu'après cette superbe communion avec le public, il se sent un peu déboussolé, un peu abandonné comme le singe savant qu'on remet dans sa cage. Aller se coucher de suite après le boulot n'est pas bon pour la santé. Le fonctionnaire qui termine à seize heures ne se fourre pas dans son lit à dix-sept heures. Entre le travail et le sommeil, il doit y avoir une sorte de zone temporaire neutre qui permet la dépressurisation.

— Chers amis, nous n'allons pas nous coucher tout de suite, dit Roland Hubert en arrivant devant l'entrée du Grand Hôtel de Bordeaux. Je vous offre un verre au bar.

A cette heure-là, il y a longtemps que les barmen de jour sont au lit. Les hôtels n'étant pas des boîtes de nuit, il ne reste que quelques bouteilles d'eau minérale entassées dans le frigo d'urgence de la réception. L'inévitable veilleur ensommeillé vous énumère les grands crus avec l'enthousiasme d'un employé des pompes funèbres.

— Vittel, Évian ou Badoit ?

— Champagne ! répondit, cette fois-là, Roland Hubert dans une envolée d'optimisme frisant l'inconscience.

Le dormeur salarié renvoya la commande à la case départ.

— Vous en avez dans le mini-bar de votre chambre.

Qui connaît le patron des Galas des Étoiles — dénomination de sa maison de production — sait très bien qu'il faut plus d'un mini-bar pour contrecarrer ses projets de fêtes. En déposant ses gants de chevreau sur le comptoir, il fit part de sa surprise à l'employé qui lorgnait déjà sa chaise longue.

— Que me dites-vous là, cher ami ? Il n'existe pas un service de nuit dans un hôtel de cette catégorie ? Les artistes et moi-même avons besoin de trinquer au succès de la soirée.

Enrico Macias avait été la vedette de ce gala des Bâtons blancs et j'étais passé en américaine. Mon pianiste, Bob Castel, et les musiciens d'Enrico nous accompagnaient ainsi que la fille de Roland Hubert qui observait son père avec un léger sourire, prévoyant une suite pleine de rebondissements.

— Y'a le mini-bar, insista le boute-en-train de l'hôtel.

— Parfait, fit Roland, nous allons descendre nos quarts champagne.

Nous nous sommes retrouvés dans le grand salon de réception avec nos petites bouteilles et des verres que chacun avait récupérés dans sa chambre. Le veilleur avait allumé un éclairage économique qui mettait en valeur la tristesse de la réunion et nous l'entendions démouler péniblement quelques glaçons dans le lointain. Lorsqu'il arriva avec son seau, Roland lui demanda.

— Auriez-vous quelques zakouski, cher ami ?

— Qui ça ?

— Jacques Ouski, il n'est pas descendu ici ? enchaînai-je, sautant sur l'occasion.

— Je ne sais pas. Je vais regarder sur le registre.

Pour appuyer le malentendu, je suivis le gardien jusqu'à son comptoir. Il compulsa le livre des entrées.

— Il n'y a personne de ce nom-là, m'informa-t-il.

A mon retour au salon, je tombai en plein déménagement. Bob Castel, Macias et ses musiciens étaient en train de sortir au-dehors une table et des chaises sous la direction de Roland Hubert qui tenait un pot de fleurs sous le bras. Joyeux, il me dit :

— Nous allons sabrer le champagne en terrasse, cher ami.

En fait de terrasse, les musiciens avaient dressé la table au beau milieu de la place. Ceux qui connaissent la place de la Comédie, à Bordeaux, savent qu'elle est très grande et, surtout, peu propice aux pique-niques, repas en plein air ou autres banquets champêtres. L'heure tardive, ayant gommé la circulation et les embouteillages, semblait tout de même convenir à la garden-party proposée par notre producteur. Le centre de la place fut bientôt aménagé. Un des tapis du hall fut transporté par le batteur et l'accordéoniste pour accueillir la table et une dizaine de chaises provenant de la salle à manger, un pot de géranium, un bac à plantes, un cendrier sur pied et un chandelier.

La nuit était belle. Sur le velours noir du ciel, la lune, qu'un peu de vent avait habillée d'une robe longue à traîne nuageuse, nous souriait comme une jeune mariée entourée par autant d'étoiles que de demoiselles d'honneur. Au fond de moi, j'ai eu, à cet instant précis, l'impression de découvrir la liberté totale, celle qui fait tomber tous les interdits du quotidien, celle qui transforme le citoyen ordinateurisé en cosmonaute de l'espace cérébral. La ville nous appartenait. Un balayeur divin l'avait dépoussiérée de toutes ses voitures, camions, motos, fourmis à deux pattes, pour la recouvrir d'une soie douce et silencieuse à la couleur du bien-être.

De temps en temps, une automobile ralentissait,

obligée de faire un détour afin d'éviter le centre vivant de ce rond-point imprévu. Les occupants nous regardaient avec curiosité et quelques-uns nous reconnurent.

— Mais... vous êtes Enrico Macias ? Qu'est-ce que vous faites là ?

Imperturbable, Enrico répondait, sourire méditerranéen à l'étalage.

— Eh ! C'est comme chez nous, on prend le frais après le boulot.

— Sim ! Ah, ça alors ! C'est bien vous ?

— C'est bien moi ! Le syndicat d'initiative nous a loué la place pour la nuit.

Nous avons passé des minutes épatantes, émaillées de toasts portés à l'amitié, à la beauté du métier d'artiste, à l'aventure des gens du voyage et au calme des grandes cités. Quelques passants étonnés quittaient le trottoir pour venir voir de plus près cette fontaine qui débitait du champagne et repartaient avec nos autographes, heureux d'avoir découvert la télé en relief.

Pendant que nous sacrifions aux beautés de la nuit citadine, Bob Castel et la fille de Roland Hubert avaient regagné l'hôtel avec des idées félonnes dans la tête. Personne ne les avait vus s'éclipser en douce pour aller téléphoner au commissariat de police. Les flics du quartier furent ainsi avertis qu'une bande d'ivrognes faisait du tapage nocturne sur la place de la Comédie. Le panier à salade arriva en pleine euphorie, au moment où, juché sur la table, je mimais le génie de la Bastille. Le policier en chef descendit du fourgon, la visière agressive.

— Vos papiers ! aboya-t-il sans me laisser le temps de descendre de la table.

Roland Hubert s'interposa avec son élégance coutumière.

— Allons, cher monsieur, vous ne reconnaissez pas notre ami Sim?

Pendant quelques secondes, le poulet eut l'air de pédaler dans le maïs. Il baissa sa crête galonnée vers notre producteur et son petit œil vif intercepta Macias qui fumait son Monte-Cristo en bout de table.

— Mais... vous êtes Enrico Macias?

— Lui-même, devança Roland. Nous venons de donner un gala pour vos œuvres sociales et nous prenons le frais avant d'aller nous coucher.

Le pandore se gratta le képi en fouillant l'assemblée du regard puis, après avoir mis un peu d'ordre dans son paquetage intellectuel, constata l'incident.

— Ah, ça alors!

Roland avait déjà le bras tendu vers lui, une coupe de champagne au bout.

— Vous allez bien prendre un verre, cher ami?

— Mais, c'est que... expliqua le chef, nous sommes en service. Ah, ça alors! C'est pas vous, les ivrognes?

— Si, répondit l'accordéoniste d'Enrico, mais nous sommes des ivrognes mondains.

Les autres membres de la patrouille avaient quitté le panier à salade pour nous entourer avec curiosité. Voir des représentants de la force publique donner des signes de faiblesse privée est un plaisir rare. Je descendis de mon piédestal pour leur tendre une main cordiale.

— Vive les bâtons blancs!

L'insolite de la situation avait effacé toute agressivité et les sourires fleurissaient dans les deux camps.

— Ah, ça alors! On a reçu un message du poste

comme quoi des individus faisaient du tapage sur la place.

— Ça ne peut pas être nous, remarqua le batteur, la tête dans les plantes vertes et les pieds sur la table.

Selon que vous êtes riche ou misérable, les jugements de cour vous rendront blanc ou noir. Tapage nocturne, nous ? A la rigueur, bruit inconsidéré, peut-être...

Mon pianiste et la fille de Roland Hubert revinrent en jouant la surprise. Aucun de nous ne pensa qu'ils nous avaient donnés aux flics. Le père trahi se comporta en parfait maître de maison.

— Ces messieurs viennent de se joindre à nous.

Tout au plaisir de la conversation, personne n'avait remarqué les voitures et les passants attirés par notre rassemblement.

— Allez, circulez, y'a rien à voir ! ordonnèrent les chapons subalternes.

— Comment y'a rien à voir ? protesta un curieux. C'est pas Sim et Enrico Macias qui sont là ? On peut pas avoir un autographe ?

Je ne sais plus qui est parti chercher nos photos à l'hôtel mais nous nous sommes retrouvés en pleine séance de dédicaces avec un véritable service d'ordre. Voyant que la clientèle était surtout composée de noctambules bizarres, de clochards et autres traîne-savates de la nuit, le policier en chef nous conseilla de ne pas abuser du privilège de la notoriété. Le mobilier et les éléments décoratifs furent remis à leur place dans l'hôtel. Avant de reprendre sa ronde, la patrouille entière nous fit dédicacer ses carnets de contraventions en souvenir du gala de la police girondine et les délateurs avouèrent leur forfait dans la rigolade générale.

Pendant de nombreuses années, sous la houlette de Roland Hubert, les Galas des Étoiles ont sillonné les routes de France. J'ai été la vedette américaine — celle qui termine la première partie — des Bécaud, Dalida, Nana Mouscouri, Johnny Hallyday, Macias et bien d'autres. C'était une époque où les stars n'étaient pas encore devenues des chefs d'entreprise isolés dans leur one-man show. Le rideau baissé, la comédie continuait pour leur seul plaisir. Les retours à l'hôtel étaient un peu comparables à la sortie des écoles tant les tournées comptaient de participants, attractions de music-hall, chansonniers, comiques, présentateurs, chanteurs débutants et vedettes. Un jour, en début de tournée, quelqu'un avait demandé au concierge d'un hôtel si M. Couve de Murville était arrivé. Ce nom lui était venu à l'esprit par ses résonances vaudevillesques qu'on aurait cru inventées par Feydeau ou Labiche. Affectionnant le gag à répétition, Roland Hubert ne laissa jamais passer l'occasion de questionner les quarante réceptionnistes qui nous accueillirent durant notre périple.

— Est-ce que M. Couve de Murville est arrivé ?

Les préposés consultaient les registres d'entrées et, comme on s'en doute, répondaient :

— Cette personne n'est pas sur la liste des réservations.

— C'est bizarre, s'étonnait Roland. Si jamais il arrivait, soyez aimable de lui dire que nous sommes là.

Il n'y avait aucun risque majeur car Couve de Murville était, à cette époque, ministre des Affaires étrangères et, en principe, ce genre de portefeuille expédie souvent son propriétaire dans les palaces des autres pays.

Après avoir rempli les fiches de police encore en vigueur dans l'hôtellerie, toute l'équipe attendait la question rituelle de notre producteur. Elle n'avait rien d'irrésistible mais son côté répétitif la rendait nécessaire, presque indispensable aux formalités d'inscription.
— Est-ce que M. Couve de Murville est arrivé ?
— Non, monsieur, pas encore. Il a réservé ?
— Peut-être pas, mais si vous le voyez, dites-lui que nous sommes là.

Il me semble que l'incident a eu lieu au Grand Hôtel de Noailles, à Marseille, vers la fin de l'été. A la question traditionnelle, il nous fut répondu comme à l'habitude :
— Non, monsieur, M. Couve de Murville n'est pas arrivé. Dois-je lui transmettre un message ?
— Oui, dites-lui que nous sommes là.

C'est en rentrant de notre gala à l'Alcazar que le concierge nous donna l'information la plus inattendue.
— M. Couve de Murville est arrivé !

J'ai joué au loto, à la loterie nationale, au tiercé et je n'ai jamais touché le gros lot. Voilà qu'il nous tombait dans l'escarcelle sous la forme d'une participation collective ! Renseignements pris, il s'agissait bien du ministre Maurice Couve de Murville de passage à Marseille pour un congrès ou un meeting politique. Après le fou rire général qu'on imagine, Roland Hubert demanda au portier :
— Qu'est-ce que vous lui avez dit ?
— Ce que monsieur voulait. Je lui ai dit que vous étiez ici.
— Et que vous a-t-il répondu ?
— Qu'il était bien content pour vous.

Ce qui prouve que le ministre des Affaires étrangères se considérait comme étranger à nos affaires.

A l'hôtel du Grand Cerf, dans je ne sais plus quelle ville, un raout organisé par Roland Hubert fit le bonheur d'un client voisin de nos chambres. Un salon nous avait été réservé au rez-de-chaussée pour le souper d'après spectacle et jusqu'à une heure avancée de la nuit nous nous sommes comportés — il faut l'avouer — en vrais soudards. Pris d'une folie créatrice stimulée par une fine Napoléon qui m'a, ce soir-là, réconcilié avec l'Empereur, j'ai inventé le shampooing Austerlitz, friction à base de crème Chantilly et de moutarde aux aromates dont a bénéficié la chevelure de l'administrateur de la tournée. Chacun des convives a poussé la chansonnette et nous avions complètement oublié que des gens se reposaient aux étages. Ricet Barrier terminait le dernier couplet de la *Servante du château*, accompagné par des percussions d'assiettes, de verres, de bouteilles, lorsque quelqu'un eut l'idée d'un monôme dans les dépendances de l'auberge. Dalida — qui avait un peu bu elle aussi — s'accrocha aux wagons et le convoi déambula dans le hall d'entrée, les vestiaires, les toilettes, la cuisine, passant entre les meubles et sous les tables.

Nous fûmes stoppés par un type en pyjama qui venait d'apparaître sur les marches de l'entresol. Il hurla.

— Ça va durer longtemps, ce boucan?

Roland Hubert, toujours optimiste dans les cas les plus désespérés, vint au-devant du trouble-fête.

— Nous terminons, cher ami. Si vous voulez vous joindre à nous...

J'ai déjà vu des gens en colère mais celui-là me fit penser aux atrabilaires des bandes dessinées, ceux qui fulminent dans leurs bulles remplies de signes agressifs. Comme eux, le type resta muet durant quelques secondes et j'aurais juré voir au-dessus de son crâne une bombe allumée, prête à exploser. Je désamorçai l'engin dans un élan héroïque.

— Je vous présente madame Dalida.

La bombe s'autodétruisit subitement et un sourire béat apparut sur le visage du plaignant.

— Dalida ? C'est bien elle ?

— C'est bien elle, confirma Roland.

Il se retourna vers la chanteuse, heureux de pouvoir établir un dialogue intéressant.

— N'est-ce pas que c'est bien vous ?

— En effet, c'est bien moi.

Le client subjugué termina la soirée avec nous dans une ambiance apaisée. Assis entre Dalida et moi, après quelques coupes de champagne, il avait oublié l'objet de sa réclamation, qu'il se trouvait en pyjama et que sa femme l'attendait dans une chambre au-dessus.

De par son physique, Victor Lanoux a souvent prêté son talent à des personnages fortement caractérisés. Comme tous les grands acteurs, il enjambe facilement le pont qui sépare le drame de la fantaisie. C'est lui qui m'a ouvert les portes du Théâtre avec une de ses pièces, l'irremplaçable *Tourniquet*. J'ai eu le plaisir d'avoir l'auteur comme partenaire et ami et, après notre succès parisien, nous sommes partis en tournée pendant quatre mois ; cette tournée nous conduisit hors des frontières, jusqu'en Suisse alémanique, où nous logeâmes dans un hôtel qui offrait une immense piscine à sa clientèle internationale d'hommes d'affaires et d'émirs soucieux de faire trempette entre deux échanges de dollars et de barils de pétrole.

Je me suis retrouvé, au bord de cette piscine, au côté de Victor Lanoux vêtu en Arabe grâce à la djellaba dont il se sert comme peignoir. Nous nous étions donné rendez-vous pour un bain après le petit déjeuner et le couple que nous formions, lui habillé en prince du Koweit avec babouches et lunettes noires et moi, en petit caleçon de bain, valait son pesant d'insolite. Nous n'avons pu résister à la tentation d'improviser un sketch mettant en valeur nos différences d'apparence. Victor se mit dans la peau d'un patron tyrannique, sorte de Louis de Funès musulman, et je pris l'air soumis d'un secrétaire terrorisé par ses gestes brusques et ses éclats de voix. Comme la plupart de nos témoins étaient des étrangers de passage, nous avons bénéficié d'un appréciable anonymat.

J'encaissai ma première bourrade dans le dos au moment où le garçon de bains nous donna nos serviettes. Ayant l'habitude des cascades, j'accompagnai le choc en me laissant partir en avant sur le comptoir et l'irritation verbale de la brute islamique qui venait de me frapper augmenta la lourdeur de l'ambiance.

— Saalah malek groom, khonar!* fit Victor avec l'autorité nécessaire à la montée dramatique de la scène.

Je m'inclinai servilement vers l'employé jusqu'à plonger mon menton dans le panier de savonnettes qui était devant moi. Médusé, le bonhomme nous regarda partir vers les lave-pieds. Victor ben Lanoux

* Voulez-vous saluer le garçon, connard!

posa les siens dans le bac de faïence et, à genoux devant lui, je jouai les Marie-Madeleine en lui frottant les orteils avec ma serviette personnelle. Il m'abreuva d'injures phonétiques sous l'œil bridé d'un Japonais qui venait de sortir d'une cabine de douche. Il nous observa quelque temps avec un sourire jaune, semblant regretter d'avoir laissé son Nikon aux vestiaires.

— Lahamniah barouk[*], improvisa Victor.

Je me redressai après lui avoir baisé le pouce du pied droit en signe d'allégeance et nous nous dirigeâmes vers la piscine dans laquelle s'ébattaient deux grosses teutonnes aux flotteurs mammaires plus que proéminents.

— Pousse-moi dans l'eau, murmurai-je à l'oreille de Victor.

Je connais bien mon copain Totor (Totor pour les intimes, seulement). Il a d'énormes réserves de sensibilité dans la grande bâtisse qui lui sert de corps. Il me fait parfois penser à ces granges de granit à l'ombre desquelles poussent les fleurs des champs et si le chêne est apparent dans les cloisons qui délimitent son intérieur, il y a des boudoirs secrets derrière des paravents de roseaux.

— Non, dit-il doucement, je ne vais pas te jeter à l'eau. C'est mauvais. Faut te mouiller progressivement.

Je possédais trop mon personnage de secrétaire rampant pour ne pas l'amener aux limites de la lâcheté. Le rôle était trop beau. Je n'allais pas le laisser filer en coulisses alors qu'il venait de capter l'attention des spectateurs qui nous entouraient.

---

[*] Ça suffit, minable ! (traduction non garantie).

— Si, vas-y, pousse-moi ! insistai-je.

Victor s'effaça au profit de sa propre composition et, me poussant de l'index, m'envoya valser dans l'eau.

— Srralhaarkmédiabeurksmaïnallahmouloudji* ! racla-t-il du fond de sa gorge arabisante.

Je pataploufai entre les deux nageuses, provoquant ainsi une gerbe d'eau à laquelle se mêlèrent des plaintes germaniques dont on n'avait pas besoin de comprendre le sens pour en saisir la teneur.

— Mein gott ! Schloumpff achtung grosse chwaïn !

— Pardon, mesdames, m'excusai-je dans ma langue maternelle en m'accrochant à une barre de maintien.

— Vous êtes vrançais ? me demanda la plus fluette des bonbonnes allemandes avec un accent à couper à la tronçonneuse.

— Oui, frauleïn, répondis-je après avoir expectoré de l'eau javellisée. Excusez-moi mais mon maître m'a jeté dans l'eau et je ne sais pas nager.

Les deux femmes reprirent pied dans le petit bain et levèrent leur tête vers Victor qui s'était affalé sur une chaise longue en souriant aux anges du prophète. Sans doute ont-elles, depuis cet incident, une piètre opinion des patrons arabes mais, qu'elles se rassurent, tous les parvenus de la terre ne portent pas forcément des babouches et des djellabas.

Un peu plus tard, j'étais installé sur un rameur mécanique dans le coin réservé à la culture physique. Tirant comme un fou sur les rames jusqu'à faire claquer le blanc de poulet qui me sert de

---

* Proverbe arabe intraduisible en français.

muscles, j'étais encouragé par mon émir personnel, toujours allongé sur son transat.
— Ouahad! Jouj! Ouahad! Jouj!*
Le clou du sketch fut lorsque je cassai involontairement mes lunettes en faisant semblant de trébucher sur les marches conduisant aux douches. Consternés par mes malheurs, le Japonais et les deux Allemandes avaient des mines compatissantes, ignorant à tout jamais que le rire de Victor était dû à la minutieuse élaboration d'un plan dont ils faisaient les frais.

> A tous les Frantel, Sofitel, Novotel,
> Mapotel, Altéa, Ibis, Campanile,
> Hilton, Méridien, Concorde, etc.
> A tous les hôtels du Cheval blanc,
> du Grand Cerf, du Lion d'or, etc.
> A tous ceux du Chien qui fume,
> du Chat qui pue, du Veau qui tète,
> etc.
> A tous les Moch'Bar, les Ringard's
> Club et les auberges de la Mouise.
>   En les priant de m'excuser pour
> mon manque de réserve.

---

* Une! Deux! Une! Deux!

La monotonie au restaurant

Avec mes voyages, mes galas et mes tournées en province, je dois totaliser dans les huit mille repas au restaurant. Depuis ma naissance, je me suis mis à table plus de quarante-six mille fois sans compter les petits déjeuners et les goûters. Des seins de ma mère aux salons de chez Drouant en passant par la cantine de la colo et le réfectoire de l'armée, j'ai mastiqué des tonnes de nourriture, je me suis régulièrement étranglé en buvant et mordu la langue en mâchant. J'ai taché des kilomètres de cravates et pointillé mes chemises à la béchamel. J'ai forcé mon estomac à galérer dans la ratatouille et mon foie à purifier des produits vinicoles de toutes catégories. Quand je pense avoir fait tous ces efforts par nécessité, je regrette beaucoup de ne jamais avoir eu d'appétit.

Certes, il m'arrive d'avoir faim comme tout le monde, mais je suis malheureusement rassasié après la terrine du chef, et lorsque celui-ci vient prendre de mes nouvelles au milieu de l'entrecôte bordelaise, je lui réponds en chipotant de la fourchette. J'ai toujours été en admiration devant les véritables avaleurs. Si j'ai la chance d'en avoir un pour voisin de table, je le dévore des yeux pour me régaler de son plaisir et me nourrir de son propre appétit. Alors que j'ai souvent été harcelé par des tapeurs en tous genres, mon estomac ne m'a jamais demandé quoi que ce soit. Étonné par tant de discrétion, mon médecin de famille a voulu, un jour, avoir sa photographie et, à la place d'un viscère de taille normale, nous avons découvert une minuscule pochette surprise cachée à l'ombre de mon duodénum.

Si je suis donc rassuré par ma conformation personnelle, mon comportement gastronomique inquiète souvent les restaurateurs à qui je n'ai pas montré la radio de mon estomac. Combien de fois ai-je dû répondre à leurs questions pleines d'anxiété : « Ça ne vous plaît pas ? », « C'était pas bon ? », « Voulez-vous autre chose ? ». Avec le plus de tact possible, je me suis toujours efforcé de les complimenter en leur disant que, si j'étais un fin gourmet, je n'étais pas un gros mangeur. Bien que n'étant pas un inconditionnel de la nouvelle cuisine qui facture la rondelle de concombre au prix du diamant, je m'entends mieux avec les prêtres de la légèreté. Une assiette qui disparaît sous un matelas de viande bordé par un édredon de haricots secs me flanque la déprime et j'ai l'impression d'être obligé de faire l'amour avec une vache dans un champ de cactus alors qu'il est si agréable de caresser une mignonnette d'agneau sur un petit lit de légumes du jardin.

Après quelque huit mille repas au restaurant dont quelques-uns remarquables — je rassure les véritables artistes de la cuisine française — la lassitude me gagne parfois dès la lecture des entrées. Heureusement, je me suis souvent régalé des ambiances qui règnent dans les salles à manger où les fidèles se réunissent autour des autels dressés pour célébrer les messes de la bouffe. C'est ce qui m'incite à vous conter (par le menu) les différentes spécialités de plaisanteries auxquelles je me suis livré pour faciliter mes digestions lentes.

Ma première recette est à base de fraises des bois et de crème Chantilly. Prenez une salle à manger silencieuse comme il en existe dans ces hôtels de villes d'eaux, fréquentés par des curistes contrits de voir leurs couverts disparaître sous les compte-gouttes, les tubes de comprimés et les boîtes à pilules. Installez-vous dans un endroit bien central afin que vos voisins de table ne perdent rien de ce que vous allez dire et faire le moment venu. Il est indispensable d'avoir un partenaire complice en vis-à-vis, aussi imperturbable que vous dans vos gestes et paroles. Lorsque ces ingrédients sont réunis, vous pouvez commencer l'élaboration de la recette par une conversation à feu doux que vous porterez à ébullition pour la servir bouillante.

Le partenaire avec qui j'ai improvisé ce sketch pour la première fois n'était autre que le regretté Johnny Stark, Pygmalion incontesté de notre Mireille Mathieu nationale et grand amateur de canulars. Nous étions face à face et le garçon venait de nous apporter le dessert. Sur le ton d'une conversation de bon aloi, je posai ma première question à Johnny :

— Il y a longtemps que vous avez vu Glandier ?

Ne sachant pas encore dans quel but je lui demandais des nouvelles d'un inconnu mais pressentant la farce, il me répondit :

— Glandier ? Je l'ai rencontré la semaine dernière après le gala donné au profit des organisateurs de galas.

— Vous savez qu'il me doit toujours l'argent que je lui ai prêté il y a deux ans ?

— Comment, s'étonna Stark en élevant un peu la voix, il ne vous l'a pas rendu ? Dix millions ?

Si vous parlez gros sous en public, ledit public tendra subitement l'oreille et l'attention qu'il vous accordera sera proportionnelle au nombre de zéros énoncés. La somme attira la curiosité de nos plus proches voisins à qui nos têtes étaient encore anonymes à l'époque. Je doublai l'intérêt général en même temps que la dette.

— Quoi ? Vingt millions vous voulez dire !

Le résultat se fit sentir jusqu'aux tables éloignées. Vingt briques venaient de tomber avec fracas dans le silence de la carotte Vichy et d'autres regards hépatiques convergèrent vers nous. Satisfait du résultat, je continuai à voix haute.

— Vous ne connaissez pas Glandier ! Ce salopard s'est permis, en plus, de faire la cour à ma femme et d'emprunter ma voiture qu'il a flanquée dans un platane.

— Elle est très abîmée ?

— Qui ça, ma femme ?

— Non, ça on le sait. Votre voiture ?

— Les deux sont inutilisables.

Je laissai un léger repos dans le dialogue afin d'alourdir les responsabilités du dénommé Glandier dans les pensées du voisinage puis attaquai de nouveau.

— Savez-vous qu'il a eu le culot de m'inviter à déjeuner avant-hier ?

— Non ?

— Si !

— Ah, ça alors ! fit Johnny Stark qui avait le sens de la répartie. Et qu'avez-vous fait ?

— Qu'auriez-vous fait à ma place ?

— J'aurais accepté. Quand quelqu'un vous doit vingt millions, il est dangereux de le vexer.
— C'est exactement ce que j'ai pensé, répondis-je. Je me suis donc rendu à son invitation chez Lipp où il avait retenu une table pour deux. Pendant tout le déjeuner, j'ai pensé qu'il allait me rembourser au dessert.
— Vous avez toujours eu beaucoup d'imagination.
— Moins que vous le croyez. Savez-vous ce qu'il a fait à ce moment précis?

Stark reposa son verre, s'attendant à tout, retenant un sourire au bord des lèvres. C'est alors que je déclenchai mon arme secrète. Du bout de l'index, je cueillis une noisette de crème Chantilly dans la coupe placée sur la desserte accolée à notre table et, délicatement, sans hâte excessive, je collai une virgule blanche sur le nez de Johnny. Il remballa son sourire avec héroïsme et, aussi imperturbable que Buster Keaton, me regarda dans un silence pesant.

— Il vous a fait ça? dit-il enfin.
— Il m'a fait ça! fis-je en observant la crème qui descendait lentement du nez de tonton Johnny pour se figer en stalactite sous une narine.

Il est très difficile de ne pas éclater de rire dans une telle circonstance. Mettez-vous à notre place, dans cette salle à manger au climat aussi lourd que le salon d'attente d'un dentiste et où les clients sont déjà constipés avant d'avoir avalé quelque chose. C'était pourtant l'endroit rêvé. Je félicitai le hasard qui avait rempli tous les restaurants gastronomiques de la ville pour nous pousser en cet endroit. Avec un sang-froid remarquable, Stark ne se laissa pas démonter par la stupeur de l'entourage. Il était trop professionnel pour faire rater une mayonnaise qui venait de prendre aussi fermement. Sa question suivante fut posée avec un flegme très anglo-saxon.

— Permettez-moi de vous demander quelle a été votre réaction, cher ami.

Je pris un air embarrassé avant d'avouer :

— Je n'ai rien fait. J'étais suffoqué par le culot de Glandier que je ne croyais pas aussi énorme. Mettez-vous à ma place !

— Évidemment, sembla réfléchir Johnny en perdant la crème qui tomba sur sa cravate. Moi, je crois qu'à votre place, j'aurais fait ça.

Son geste fut exactement le même que le mien. Il prit un peu de Chantilly dans la coupe et, posément, me le virgula sur le nez.

Un rire nerveux explosa sur notre gauche, aussitôt étouffé par la gêne subite de son auteur. La gravité de notre entretien ne prédisposait pas à la rigolade.

— C'est une idée, constatai-je. Malheureusement je ne l'ai pas eue et Glandier en a profité. Savez-vous ce qu'il a fait ?

— Comment voulez-vous que je le sache, je ne me suis jamais trouvé dans un tel cas.

— Il m'a fait ça !

J'accompagnai mes paroles en nappant le front de Johnny d'une légère couche de crème au milieu de laquelle je collai une fraise des bois pour y apporter un peu de couleur. L'ensemble était du plus bel effet. Autour de nous c'était la paralysie complète. Les gens s'étaient figés, couteaux et fourchettes en l'air, regardant ces deux messieurs sérieux en train de débattre d'un problème de communication. Il faut, je le répète, une énorme faculté de concentration pour ne pas craquer devant une telle manifestation de l'insolite. Il m'a fallu ligoter mes zygomatiques en voyant le visage de Johnny Stark, beurré de Chantilly mais gardant, néanmoins, une totale dignité. Avec ses longs cheveux déjà grisonnants, son visage poupin et rosé de bon vivant, cette fraise des bois au milieu du front blanchi de pâtisserie et cette pendeloque de crème au bout du nez, il ressemblait à un grand chef Sioux.

— Vous avez dû vous sentir ridicule, me dit-il.

Je confesse, qu'à cet instant précis, j'ai sauvé la situation en laissant tomber ma cuiller. La tête sous la table, je me suis momentanément libéré d'un rire trop longtemps contenu et le plaisir que j'ai ressenti est comparable à une sorte de jouissance, un espèce d'orgasme cérébral qui vous fait connaître le huitième ciel en faisant l'amour avec la joie. Après m'être relevé, calmé et prêt à affronter la suite, j'ai vu une escouade de serveurs autour de Stark. Sous la direction d'un maître d'hôtel, les garçons s'approchaient en proposant des serviettes et des rince-doigts, la bouche cousue par les préceptes de l'école hôtelière. Johnny a été formidable de maîtrise.

— Vous n'avez pas réagi ? me demanda-t-il, ignorant l'équipe de sauvetage qui nous entourait.

— Non, parvins-je à dire avec sérieux.

— Eh bien, moi, si on m'avait traité de la sorte, je crois que j'aurais fait ça...

Lentement, avec une pondération remarquable, il souleva la coupe de crème Chantilly et me la renversa délicatement sur le crâne. Je me retrouvai avec un casque de verre d'où dépassait un bourrelet neigeux qui me dégringolait sur les yeux, le menton et enfin le costume.

Je crois qu'il faut savoir sacrifier la matière au profit du spirituel. Le fait de ruiner un veston, une chemise, une cravate, ne m'importe guère dès lors que l'esprit s'aère.

Digne, je me levai devant Johnny Stark et, prenant le rebord de la coupe comme celui d'un couvre-chef, je le saluai du geste et de la parole.

— Alors là, chapeau !

Depuis, je n'ai jamais entendu pareil éclat de rire collectif dans un restaurant de cure. Je crois que ceux qui ont été les témoins de nos débordements doivent encore se souvenir que, ce jour-là, en soignant leur foie, ils se sont bien dilaté la rate.

Cependant, pour s'amuser au restaurant, rien ne vaut les établissements où le spectacle n'est pas que dans l'assiette. De la grande maison prétentieuse animée par des pingouins cérémonieux au bistrot où le patron en bras de chemise vous balance un steak-frites sans avoir essuyé la table, il y a toute une gamme de lieux propices au défoulement de l'humoriste.

Un soir, nous avons dîné, ma femme et moi, dans un château-hôtel-restaurant dont la porte d'entrée était recouverte d'étoiles, de toques, de labels gastronomiques, de papillons et d'étiquettes touristiques, bref, de tous les certificats de qualité qui vous permettent de payer la salade dix fois plus cher qu'ailleurs et d'avoir un interprète pour lire le menu. J'ai ainsi connu des laitues à la vinaigrette appelées « Émeraudes du jardin dans leur bain de soleil », des cuisses de grenouille devenues « Danseuses des prairies » et des « Symphonies fermières » qui n'étaient autres que le plateau de fromages.

Voulant accompagner ces plats d'un vin à la hauteur du lyrisme de la carte, le sommelier me conseilla un saint-émilion de grande année. Il s'éloigna vers la cave en marchant sur des œufs, raide comme une bouteille de riesling, avec une tête ronde et chauve dépassant du goulot empesé de sa chemise. Les autres membres du personnel étaient aussi gourmés que lui. (Nous avons appris, plus tard, que la propriétaire de l'établissement les faisait répéter une fois par semaine afin que leurs déplacements, gestes et attitudes aient presque l'élégance d'un ballet.) Malheureusement, la plupart des serveurs ne nous semblèrent pas doués pour la danse et devant leurs déhanchements caricaturaux, Marie-Claude et moi étions pliés en deux.

Le sommelier revint vers nous avec une bouteille dans son panier et mit un temps déraisonnable à traverser la salle. Je veux bien qu'on ne secoue pas le vin avant de le servir mais là, on aurait dit qu'il portait une bombe. Après l'avoir désamorcée au tire-bouchon avec d'infinies précautions et essuyé le bord de son goulot, il versa lentement un fond de verre que son œil connaisseur examina par transparence devant une torchère qui fumait le long du mur voûté. Ensuite, il goûta le nectar en dégustateur averti, le faisant rouler sur la langue, arrondissant les lèvres et gonflant ses joues à petits coups. L'ayant enfin avalé, il fronça les sourcils, vérifia le millésime et se versa une autre rasade, double de la première. Anxieux, ma femme et moi le regardâmes dans l'attente du verdict. L'œnologue distingué s'était tout de même envoyé un bon demi-verre à bordeaux derrière le nœud papillon. Il claqua enfin la langue et, se penchant entre Marie-Claude et moi, nous confia un peu pâteusement :

— Il a du corps !

Nous l'avons observé pendant tout le repas. A chaque nouvelle commande des clients ou renouvellement de bouteilles, son manège fut le même. A la fin du service, sa démarche était nettement moins protocolaire et, de temps en temps, il allait s'appuyer contre une desserte située à environ un mètre derrière ma chaise.

C'est alors que j'eus l'idée d'attacher un pan de sa queue de pie à la nappe recouvrant la table à roulettes. Un client passant devant lui venait de lui demander du feu et, profitant de l'angle de la pièce où nous nous trouvions, je me baissai rapidement pour relier les deux tissus avec un cure-dents préalablement aiguisé. La suite fut inespérée car je ne pensais pas que les roues de la desserte étaient bloquées.

— Sommelier !

L'appel d'un dîneur servit de starter. Le convoi s'ébranla dans un fracas de vaisselle et d'argenterie, la nappe ayant suivi les basques de l'expert avant de perdre presque aussitôt son cure-dents, m'assurant ainsi d'une notable impunité. Pour mieux faire croire à l'accident naturel, je me levai en époussetant mon pantalon. Marie-Claude était déjà partie aux toilettes pour vider son trop-plein de fou rire. C'est un jeune apprenti de l'école hôtelière à l'air malin qui, en ramassant la vaisselle, eut le dernier mot dans une confidence à mon intention.

— C'est un bon sommelier mais il ne supporte pas la boisson !

Il n'y a rien de plus barbant que les repas auxquels les artistes sont quelquefois obligés d'assister. Les comiques, amuseurs, humoristes sont les premières victimes de ces réunions où l'on attend d'eux bons mots, saillies spirituelles, histoires drôles et anecdotes en tous genres. Mes amis, les chansonniers André

Rochel et Jean Valton, ont écrit un livre très drôle à ce sujet : *Le Manuel du parfait gougnafier ou Comment mal se conduire en société.* Parmi les conseils à ne pas suivre, j'en ai relevé quelques-uns déjà expérimentés par quelques collègues culottés voulant se venger de ces invitations où l'on doit payer son écot par un numéro de fin de repas. L'un d'eux, s'étant copieusement ennuyé jusqu'au dessert, se vit demander par la maîtresse de maison :
— Voulez-vous du café ?
— Non, répondit-il, seulement après un bon repas !

Un autre, ayant décidé d'attaquer pour se défendre, offrit un bouquet de roses à l'hôtesse dès son arrivée. Celle-ci s'extasia sur la beauté des fleurs.
— Qu'elles sont belles !

Prenant un air soucieux, il frôla la poche de son portefeuille et dit :
— Elles peuvent !

Et celui-là qui, à la fin du déjeuner, s'était plongé dans un mutisme complet suivi par un silence gêné de l'assemblée. La maîtresse de maison voulant rétablir le courant entre les invités ne trouva pas mieux que de déclarer :
— Tiens, un ange passe...
— C'est pas comme votre ragoût de mouton, fit-il d'un air triste.

Il m'est arrivé de commettre dernièrement une erreur qui m'a valu de perdre un projet télévisuel commandé par Antenne 2. A l'issue d'un banquet professionnel, voulant amuser le producteur qui songeait à me faire animer cette émission, je lui dis :
— Merci pour cette réception bien au-dessus de vos moyens !

Les difficultés financières de la chaîne et le manque d'humour de la personne en question m'ont valu une mise à l'index. Comme quoi, lorsqu'on a décidé de rire aux dépens de quelqu'un il faut surtout que la fâcherie possible avec un emmerdeur vous apporte l'avantage de ne jamais le revoir.

Dans ce domaine, je me souviens d'une parfaite réussite. Pendant plusieurs années, je fus poursuivi par les assiduités d'un gestionnaire de patrimoine voulant à tout prix placer mes économies pour les faire fructifier dans son intérêt. Étant donné mon peu de confiance dans ce genre de placement, j'ai toujours éludé ses questions en espérant ne plus être harcelé. C'était sans compter avec l'opiniâtreté des chercheurs de fric. Il commença par me téléphoner de la part d'un ami commun, puis il continua avec des lettres persuasives au plus haut degré, ensuite il vint me voir dans les coulisses des théâtres où je jouais et, enfin, il m'invita à déjeuner. Ces divers contacts nous ayant insensiblement rapprochés, je finis par accepter son invitation avec une idée derrière la tête.

Nous nous retrouvâmes dans un restaurant près de la Bourse, fréquenté en majeure partie par des agents de change, cambistes et autres boursicoteurs. Mon arrivée dans cet établissement fut assez remarquée et le suceur de porte-monnaie avait l'air ravi d'être vu en ma compagnie. Il me conduisit jusqu'à une table où siégeaient une femme moche et deux grands adolescents boutonneux qui lui ressemblaient.

— Je voulais vous présenter mon épouse et mes deux garçons, fit-il.

— Enchanté, mentis-je.

Je me demandais bien ce que j'étais venu faire dans cette galère. Des sentiments divers m'avaient sans doute poussé à accepter l'invitation de ce casse-pieds qui montrait, malgré tout, quelque chose de sympathique dans l'obstination. Peut-être, aussi, espérais-je confusément qu'il pouvait transformer mon bas de laine en chaussette d'or.

Je me rendis vite compte que j'avais affaire au plus pur spécimen de l'accapareur : celui qui veut se payer la vedette sans acheter le ticket d'entrée. De l'apéritif au café, il me mitrailla de questions :

— Vous connaissez Charles Aznavour ? Et Sheila, c'est vrai que c'est un homme ? Comment il est, Léon Zitrone ? Il est sympa Hallyday ? Il paraît qu'Eddie Barclay va se remarier ?

Entre ces demandes de renseignements sur le monde du spectacle, les deux garçons tentaient de me faire faire mon numéro.

— Vous n'avez pas un truc drôle à nous raconter ?

Ils étaient là, tous les deux, plantés sur leurs coudes, me fixant comme une bête curieuse. Au cours de la conversation, leur mère m'avait dit qu'ils étaient jumeaux, qu'ils avaient dix-sept ans et qu'elle se désolait de les voir souffrir d'acné juvénile. Le père m'avait fait part de son intention de les lancer dans la finance après leurs études et, si je ne m'étais pas retenu, je leur aurais plutôt conseillé, qu'avec tous les boutons qu'ils avaient sur la figure, leur avenir était dans la mercerie. Je dois dire que ça m'a démangé.

A la fin du déjeuner, je n'en pouvais plus. Je venais de dédicacer leurs menus, plus divers bouts de papiers aux noms des copains de lycée, de la cousine, de la tante, du papy, de la mamie et d'un tas de gens qui ne s'attendaient pas à posséder ma signature sans savoir quoi en faire. Étant convaincu que je ne l'apposerais pas sur un chèque, le gestionnaire de patrimoine tenta une dernière démarche.

— Je ne vous ai pas dit que mes fils veulent devenir artistes ?

Il ne manquait plus que ça. Pendant quarante ans de métier, j'en ai entendu des parents de petits génies, des géniteurs d'enfants prodiges ! Il est vrai que les variétés télévisées donnent assez souvent une fausse idée du talent et que l'enfant qui les regarde peut penser qu'il est capable de faire la même chose. La maman des deux boutonneux surenchérit.

— J'en ai un qui chante et l'autre joue de la batterie.

— Ce qui serait bien, continua le papa, c'est que vous les fassiez passer à la télé, chez Drucker ou Sabatier, par exemple.

Eh bien voyons ! Pourquoi pas ? Je n'ai qu'à téléphoner tout de suite à Jacques Chancel, Patrick Sébastien, Philippe Bouvard ou Jean-Pierre Foucault pour qu'ils me donnent une date. Ça va pas, non ? J'étais en train de chercher une combine pour me tirer d'embarras quand l'un des jumeaux me demanda.

— Vous allez bien nous en raconter une petite ?

Là, j'ai craqué. Au lieu d'une petite, j'allais leur en raconter une grosse, une volumineuse, une qui fait partie de celles qu'on n'oublie pas. Baissant le ton pour augmenter l'attention, je murmura :

— C'est l'histoire d'un paysan qui entre chez un agent de change.

— C'est mon mari, plaisanta la rondouillarde.

— ... comme il y a déjà du monde dans la boutique, il parle tout bas...

Je diminuai encore ma voix pour obliger toute la famille à se pencher vers moi.

— ... et il lui dit...

Mes paroles n'étaient plus qu'un chuintement inaudible.

— Qu'est-ce qu'il lui dit ? demanda le jumeau qui me faisait face.

Le moment était venu. Je me redressai brusquement et, empoignant les revers de la veste du gestionnaire, je le montai à ma hauteur. Nous étions debout, devant notre table, au milieu du restaurant.

— ... il lui dit...

— Il lui dit quoi ? s'impatienta l'autre jumeau.

Je pris un léger temps, comme le conteur qui prépare une chute irrésistible. Le type était un peu ennuyé de se sentir agrippé par le veston devant tout le monde. Il avait doublement hâte de connaître la fin de l'histoire.

— Oui, qu'est-ce qu'il lui dit ?

Hurlant subitement comme un forcené, je donnai satisfaction à son attente.

— Il lui dit : RENDEZ-MOI MON PORTEFEUILLE !

Mon hurlement fit tomber une chape de plomb dans la salle à manger. Tous les gens se retournèrent vers nous avec un énorme point d'interrogation dans le regard. Secouant le financier comme un prunier, je répétai, aussi fort.

— MON PORTEFEUILLE ! MON PORTEFEUILLE !

— Bon, et alors, après ? s'impatienta la femme, distribuant des sourires coincés autour d'elle.

— Après on s'en fout ! fit le mari en se dégageant de mon emprise, terriblement gêné de se sentir observé par ses confrères.

— Mais nous on s'en fout pas, protestèrent les enfants, on veut connaître la fin de l'histoire.

— Un autre jour, coupa-t-il en se laissant retomber sur sa chaise. Garçon, l'addition !

Je n'ai jamais vu quelqu'un prendre congé de moi aussi rapidement. Sûr que, depuis ce jour, le casse-tirelire doit penser que je suis un bien mauvais raconteur d'histoires. Je ne l'ai jamais revu mais s'il lit ce livre, j'implore son pardon.

Le chansonnier Robert Rocca avait mis au point une méthode infaillible pour décourager ceux qui voulaient se rembourser du prix de son repas en lui demandant de faire son numéro au dessert. Lassé d'entendre ses hôtes ou les autres invités lui dire : Vous allez bien nous raconter quelque chose d'amusant ? il donnait l'impression de se laisser convaincre et commençait l'histoire suivante à la satisfaction générale.

« C'est un lion visiblement affamé qui se trouve dans l'arène lorsque plusieurs dizaines de chrétiens y sont poussés par les gladiateurs. Comme il n'a rien mangé depuis huit jours, à la vue de cette chair fraîche, il fait entendre un terrible rugissement, se met à baver et montre ses crocs. Évidemment, c'est la panique totale parmi les chrétiens qui crient au secours, s'accrochent aux grilles, se montent dessus. Sur la tribune, Néron est ravi. Sa cour et lui-même savent que c'est le lion le plus féroce qui existe, qu'il a déjà dévoré des fournées entières de chrétiens et, qu'en plus, il est compètement athée. Comme un fauve bien élevé, il n'a jamais rien laissé traîner dans son assiette et aucune de ses victimes n'a été graciée par l'empereur. Cette fois-ci encore, le festin s'avère de qualité.

« Les spectateurs crient leur joie à le voir bander

ses muscles. Il fait un bond extraordinaire pour atterrir au beau milieu de ses aliments qui éclaboussent les palanquières en hurlant de terreur. Seul, un tout petit bonhomme n'a pas bougé. Le lion vient de retomber juste devant lui et semble curieusement s'en désintéresser. Peut-être pense-t-il que, vu sa maigreur, il lui servira de cure-dents après le repas. Profitant de cet avantage momentané, le minus s'approche du fauve et lui parle doucement à l'oreille. Celui-ci ouvre de grands yeux étonnés, arrête ses rugissements, essuie sa bave d'un coup de langue, remballe ses crocs sous ses babines et, la tête basse, traverse l'arène pour disparaître par la porte qui l'y avait fait entrer.

« La tradition voulant que l'empereur gracie lui-même les chrétiens épargnés par les lions, Néron lève le pouce sous les ovations des spectateurs et, surtout, des acteurs heureux de s'en tirer à si bon compte. Tout de même intrigué par ce qui vient de se passer, Néron fait venir le petit bonhomme devant lui.

— Tu lui as dit quelque chose à l'oreille ?
— Oui, grand Néron.
— Je veux savoir quoi.
— Je lui ai dit que s'il mangeait quelque chose, tu le ferais chanter au dessert ! »

Bien entendu, l'histoire de Robert Rocca n'était drôle que pour une assistance ayant un certain humour. Dans le cas contraire, l'invitation à déjeuner ou dîner n'était pas réitérée. Ce qui offrait aussi un avantage non négligeable.

Lorsqu'on acquiert une certaine notoriété, on se rend compte que l'anonymat vous permet de mieux profiter des joies simples de la vie. Depuis que ma gueule se trouve à l'avant-scène, j'ai quand même beaucoup de mal à boire un demi à la terrasse d'un bistrot sans qu'on vienne me faire signer des paquets de cigarettes ou parapher des serviettes en papier... Il m'arrive même de dédicacer les carnets de contraventions des agents de police, des chéquiers, des cartes d'identité, des permis de conduire, bref, tout ce que mes admirateurs trouvent sous leur main. C'est ainsi que j'ai dû, un jour, mettre mon nom sur une fesse au camp naturiste de l'île du Levant. Si, dans l'ensemble, toutes ces légères contraintes sont un témoignage de popularité, la patience est parfois mise à rude épreuve.

Je suis donc assez fier, en tant que docteur Sim, d'avoir mis au point un vaccin contre l'envahissement des importuns, mal élevés et autres brise-testicules. Il est spécifique au traitement des déprimes en lieux publics et, puisque nous sommes dans un chapitre consacré aux restaurants, restons-y.

Il m'a fallu de nombreuses expériences avant de découvrir cet antidote miracle. Il m'est apparu, un soir, dans le bouillon de cultures qu'on venait de me servir sous l'appellation « potage de légumes ». Heureusement, je n'étais pas isolé dans mes recherches. Toute une troupe de spécialistes m'accompagnait. Sous la direction du professeur Jean Nohain, m'entouraient Fernand Raynaud, Bernard Haller, les clowns Alex et Francini, Jacques Courtois et son canard, Mathé Altéry et quelques musiciens de l'orchestre dont Bob Castel qui devait devenir, plus tard, mon pianiste personnel. L'administrateur de la tournée avait trouvé un petit restaurant disposé à nous accueillir pour le souper d'après-spectacle, ce qui n'est pas toujours facile dans certaines villes de province lorsqu'on se présente à minuit pour dîner. La plupart des artistes préfèrent jouer l'estomac vide devant une salle pleine plutôt que l'inverse. Il n'y a rien qui décuple l'appétit comme la satisfaction du numéro accompli et le souvenir tout chaud des applaudissements.

Donc, ce soir-là, nous étions attablés dans ce modeste restaurant après avoir été reçus par le patron lui-même. Aux taches étalées sur sa tenue de travail, on devinait facilement que sa journée avait été chargée. L'arrivée de toutes ces vedettes dans son établissement l'avait mis dans tous ses états et, ne sachant plus où donner de la poignée de main, il papillonnait d'un artiste à l'autre en débitant des banalités aussi maladroites que touchantes.

— Ah, monsieur Jean Nohain, j'adore votre émission *La Joie de vivre*.

— Non, répondit Jaboune, elle est d'Henri Spade, moi c'est *Trente-Six Chandelles*.

— Mathé Altéry ! Quel plaisir ! J'adore l'opéra.

— Non, rétablit Mathé, moi c'est l'opérette.

La femme du patron arriva bientôt de la cuisine. Elle sentait le fourneau à charbon et la soupe aux choux. Plantée sur deux jambons lui servant de cuisses, un tablier à fleurs noué autour de son gras-double, c'est d'une voix chauffée à feu vif qu'elle calma son bouillonnant mari.

— Émile, tu ferais mieux de prendre la commande de ces messieurs-dame. T'as vu l'heure qu'il est ?

Nous eûmes droit à l'apéritif-maison, offert en guise de bienvenue. Une sorte de chose indéfinissable qu'Émile nous servit après avoir inscrit nos désirs sur un bloc-notes édité par la maison Ricard. Avant qu'il ne disparaisse dans l'office, j'eus le temps de remarquer qu'il était physiquement à l'opposé de sa femme. Aussi épais qu'une tringle à rideaux, il semblait avoir été créé par Dubout pour lui servir de mari. L'engueulade nous provenant de la cuisine insinuait que la différence valait également sur le plan des caractères.

Émile revint avec les hors-d'œuvre et le livre d'or qu'il voulait absolument nous faire signer avant de nous servir la terrine du chef qui, d'après son air abattu, me semblait avoir été confectionnée par le sous-chef. Il arriva au moment où Fernand Raynaud commençait à tester sur nous un sketch inédit qu'il venait de mettre au point.

Quand on se souvient de la susceptibilité professionnelle de Fernand, on ne s'étonnera pas que le patron ait été cueilli de plein fouet avec son pâté de campagne et son recueil d'autographes.

— Est-ce que je viens peloter votre femme dans la cuisine quand elle fait une mayonnaise ?

Jean Nohain, qui gaffait souvent dans la gentillesse, essaya de calmer l'irritation de son comique préféré.

— Allons, allons, Fernand, personne n'a envie de peloter madame, même quand elle ne fait pas de mayonnaise.

— Ça, c'est vrai, confirma naïvement le dénommé Émile.

Vers deux heures du matin, le restaurant nous appartenait. Les autres clients tardifs étaient partis en emportant des bouts de nappes en papier dédicacés, la porte avait été fermée par la patronne et l'ambiance fleurait bon le café et la poire williams. Émile ne nous quittait plus. Assis sur une chaise approchée de notre table, il écoutait nos histoires drôles et tentait de nous raconter les siennes en se trompant dans les détails et ratant toutes ses chutes. Le voyant nous interrompre sans cesse et s'empêtrer dans une spécialité qui ne faisait pas partie de ses menus, j'eus l'idée d'une machination. Discrètement, j'en touchai deux mots à l'oreille de Jean Nohain. Friand de nouveauté, il accepta d'être mon complice.

— Cher monsieur Émile, commença Jaboune sur un ton assez solennel pour que la troupe fasse silence, vous faites partie de ces sympathiques restaurateurs « bien de chez nous » et, afin de vous remercier pour votre gentillesse, je vais demander à notre ami Sim de vous faire la pendule.

L'équipe entière n'avait pas besoin d'explications pour partir au quart de tour. Ce fut un chœur sur l'air des lampions.

— Ah, oui, la pendule ! La pendule ! La pendule !

Pour donner plus de valeur à la demande générale, je me fis prier en prétextant la difficulté de l'opération et, surtout, la fatigue qu'elle occasionnait. Fernand Raynaud, malin, abonda dans mon sens.

— Monsieur Nohain, vous n'allez pas demander à Sim de nous faire la pendule à cette heure-ci. Il l'a déjà faite deux fois hier !

— C'est vrai, rajoutai-je en prenant un air accablé, il faut beaucoup de concentration et les lieux ne me semblent pas bien adaptés.

Le patron sauta sur l'appât. Ne résistant pas au plaisir de me voir exécuter un numéro gratuit devant lui, il insista.

— Oh si ! C'est quoi, la pendule ?

— La pendule ? expliqua Nohain, c'est extraordinaire. Sim est le seul à pouvoir la faire en France pendant deux minutes sans flancher. A ma connaissance, il n'y a qu'un Belge pouvant aller jusqu'à deux minutes quinze et c'est lui qui détient le record. Vous voyez que la différence n'est pas grande.

— La pendule ! La pendule ! La pendule ! scandèrent les copains.

— Allons, mon cher Sim, faites la pendule... pour monsieur Émile.

Je me levai enfin, vaincu par la pression ambiante et, avec un sourire résigné, donnai mon accord.

— Je vais chercher ma femme à la cuisine, fit Émile.

Il ne fallait surtout pas ! Jaboune l'arrêta.

— Non, non, laissez-la. C'est très impressionnant.

Afin de donner plus de force à l'argument, Mathé Altéry se cacha le visage dans sa serviette.

— Moi, je ne peux pas voir ça !

Le patron n'en pouvait plus de curiosité (comme vous !). Il se cala sur sa chaise installée en bout de table. Je me mis à l'autre extrémité, face à lui, la troupe partagée en deux, de chaque côté.

— Prêt, Sim ? demanda Jaboune.

— Prêt, fis-je, avec l'air volontaire d'un athlète qui veut battre un record du monde.

— Je demande à tous le plus grand silence, au moindre bruit notre ami Sim peut craquer au détriment de sa performance. Attention, au top, vous commencez.

J'étais debout, raide comme un piquet, dans la position d'un impeccable garde-à-vous, les mains bien à plat sur la couture du pantalon, le visage complètement immobile et le regard fixé vers l'horizon. Jean Nohain observait sa montre chronomètre.

— Top ! lâcha-t-il enfin.

C'est alors que je me mis à exécuter les mouvements d'un balancier en faisant osciller mon corps de gauche à droite et vice versa. Pour parfaire l'imitation de la pendule, j'ajoutai le son nécessaire avec des claquements de langue largement espacés rappelant le bruit des horloges franc-comtoises.

— Tic... tac... tic... tac...

Un silence pesant régnait dans la salle à manger. Mes camarades me regardaient comme si je me livrais à un dangereux numéro de trapèze. Seuls, quelques bruits de vaisselle parvenaient de la cuisine.

Au bout d'environ trente secondes, le patron manifesta une légère impatience.

— Et après, qu'est-ce qui se passe ?

— Chut ! firent quelques-uns de mes supporters, vous allez le déconcentrer.

Je continuai mon manège pour atteindre la minute indiquée à voix basse par Nohain.

— Une minute !

Un souffle admiratif montait de l'assistance ; seul le patron examinait la scène avec un certain étonnement. C'est long, une minute, quand il ne se passe rien. Imperturbable, je continuai.

— Tic... tac... tic... tac...

Émile commençait à donner quelques signes d'impatience. Triturant son tablier, il revint aux renseignements.

— Et alors ?...

— Une trente ! annonça Jaboune, coupant la question.

De plus en plus raide, tendu jusqu'à la limite de l'effort, je donnais l'impression d'une véritable souffrance sportive. Le patron finit par se lever, arborant un sourire poli mais étonné. On sentait bien qu'il restait stoïque par politesse tout en se demandant ce qu'on pouvait trouver d'intéressant à ce type qui ne faisait rien et que tout le monde paraissait admirer. Peut-être même mettait-il en doute le sens de l'humour des amuseurs professionnels.

— Deux minutes ! claironna Nohain.

Je vacillai un peu pendant les quelques secondes suivantes en hésitant sur les tic-tac puis m'écroulai sur ma chaise, épuisé.

Ce fut un hurlement de joie. Mes copains m'applaudirent à tout rompre, vinrent m'embrasser, me serrer la main, me servir à boire, m'essuyer le front. Jean Nohain criait au triomphe.

— Formidable, merveilleux, extraordinaire !

Le plus drôle, c'était la tête du patron. Il avait celle du baron de Rothschild devant un verre de Préfontaines. Il dit, timidement :

— C'est tout ?

— Comment c'est tout ? se révolta Fernand. Il a failli battre le record d'Europe à quelques secondes près et vous trouvez que c'est tout ?

— Moi je croyais qu'il y avait autre chose de plus compliqué.

— Je voudrais bien vous y voir, appuya Nohain. Vous n'iriez même pas au bord de la minute.

Ils s'y mirent tous. Jacques Courtois confirma qu'il avait eu le vertige au bout de dix secondes, Bernard Haller expliqua que ça perturbait l'oreille interne, Francini dit qu'il ne pouvait pas se concentrer suffisamment et Mathé Altéry avoua son manque de courage pour faire une telle chose. Le brave Émile fonça, tête baissée, dans le piège tendu.

— Moi, ça me paraît quand même très simple. Je vous parie que je peux en faire autant.

Voilà ! Le but était atteint. Mes amis avaient

bien manœuvré à l'instinct et il ne me restait plus qu'à mettre mon challenger en piste.

— Bon, d'accord, qu'est-ce qu'on parie?
— Le champagne! proposa Émile, généreux.

Les applaudisements crépitèrent lorsqu'il monta sur le ring. On le vit prendre ma place, se raidir à mon exemple avec une aisance remarquable et, sûr de son coup, remonté à bloc pour un mouvement perpétuel.

— Prêt? demanda Jean Nohain, les yeux sur son chrono.
— Prêt!
— Top! Partez!

Jamais aucun sportif ne s'est présenté sur le stade avec une telle confiance en l'avenir. Le sourire qui lui fendait la figure était la preuve de l'optimisme total.

— Tic... tac... tic... tac...

Émile était parti pour vingt-quatre heures! Heureux d'avoir la confirmation d'une facilité qu'il avait déjà pressentie en me regardant, son rythme pendulaire s'accélérait joyeusement. Pour moi, l'heure était venue de passer à la phase finale de la machination. Insensiblement, je me plaçai derrière lui pour échapper à sa vue, puis filai directement à la cuisine où je retrouvai sa femme en train d'essuyer des casseroles.

— Madame!

Elle se retourna, l'air peu aimable, une sauteuse à la main.

— Oui, qu'est-ce qu'il y a?

Je pris un air gêné pour lui annoncer la mauvaise nouvelle, celle sur laquelle je comptais pour gagner notre pari.

— Votre mari...

— Qu'est-ce qu'il a, mon mari ?

— Ben, je ne sais pas... il s'est planté devant nous, tout raide, pour se balancer de droite à gauche et...

— Émile ? m'interrompit-elle. Il fait quoi ?

— Ben, je vous dis, il se balance devant nous. On lui adresse la parole et il ne nous répond plus. Ça lui arrive souvent, ça ? En plus, il fait « tic, tac ».

La bonne femme posa son ustensile dans l'évier et me regarda sans comprendre.

— Il fait « tic, tac » ?

— Oui, on se demande... Faudrait peut-être aller voir...

Elle fut à la porte de la cuisine en trois enjambées, le torchon jeté sur son épaule. Il faut dire que le spectacle était assez insolite. Émile nous apparaissait de dos, continuant son balancement et ses « tic, tac » dans le plus grand silence, observé par tous les occupants de la table dont on voyait les visages surpris et inquiets. Jean Nohain ne regardait plus son chronomètre.

— Émile ! appela la patronne.

Pas de réponse. Émile tictaquait à qui mieux mieux, au meilleur de sa forme.

— Qu'est-ce que je vous disais ! fis-je, à voix basse.

— Il est devenu fou ! constata-t-elle en s'élançant vers son mari qu'elle agrippa par le bras. Il résista.

— Laisse-moi finir... tic... tac... tic... tac...

— Ça va pas non ? Viens à la cuisine !

Elle tenta de l'amarrer par l'autre bras, ce qui eut pour effet de déséquilibrer Émile.

— Tic... tac... fous-moi la paix ! s'énerva l'acrobate en se rétablissant.

Nous eûmes la confirmation qu'elle était la

patronne lorsqu'elle le bouscula carrément en lui donnant des coups de torchon.

— Veux-tu laisser ces messieurs-dame tranquilles !

Il perdit son match par jet du torchon avant la deuxième minute. Écroulé sur une chaise, il écouta l'arbitre Jean Nohain annoncer le résultat qui nous faisait gagnants d'un pari truqué. Beau joueur, Émile se fendit de deux bouteilles de champagne.

J'ai plusieurs fois tenté le même canular dans des occasions similaires mais les réactions étant à chaque fois différentes, il demande une part d'improvisation et quelques aménagements pour être mené à terme. Celui-ci fut sans doute le plus réussi.

Un autre exercice de style est à mettre au palmarès de mes trouvailles dans les restaurants. Celui-là a nécessité la confection d'un plan mûrement réfléchi, la complicité de ma femme Marie-Claude et de mon ami, le chansonnier Pierre Still qui, aujourd'hui, doit amuser les habitants du paradis en le leur racontant. Puisque nous avons la chance d'être encore sur terre et de bénéficier de ce fabuleux Théâtre de l'absurde, je frappe les trois coups et lève le rideau sur une brasserie des Champs-Élysées.

Ma femme vient de s'asseoir en terrasse. Elle est seule, vêtue d'un tailleur blanc, aussi resplendissante que le soleil de ce quinze août qui a chauffé un Paris presque désert pendant toute la journée. Il est environ vingt heures et la terrasse du George-V n'est envahie que par des Allemands, des Anglais et quelques Japonais. Les Parisiens, eux, ont abandonné la capitale en emportant leurs embouteillages sur le sable des plages. Les touristes qui entourent Marie-Claude n'ont d'yeux que pour elle. Ça n'est pas parce qu'elle est ravissante dans son ensemble immaculé, non, c'est surtout parce que deux énormes coquarts détruisent l'harmonie de son joli visage.

Avant de quitter ma voiture — où nous sommes encore installés, Pierre Still et moi, sur la contre-allée qui fait face à la brasserie — ma femme s'est maquillée à la peau de pêche. C'est un truc de cinéma qui consiste à découper un petit croissant dans la peau d'une pêche bien mûre pour se le coller sous l'œil, au ras des cils. L'effet est aussi saisissant qu'invisible si la peau est fine. Sa couleur, allant du jaune au rouge violacé, en fait un authentique coquart de première classe. Le fait d'en avoir deux démontre aux voisins de Marie-Claude que certaines femmes ont une vie plus mouvementée que les autres.

— Un whisky sec ! demande-t-elle au garçon.

Celui-ci vient d'avoir un léger mouvement de recul. Bien que son âge et son métier de serveur sur les Champs-Élysées lui confèrent un blindage à l'épreuve de bien des surprises, il marque tout de même un temps d'arrêt devant cette cliente impeccable au visage tuméfié.

— Bien madame, dit-il enfin avant de faire demi-tour sur des godasses aplaties par les longues stations debout.

Lorsqu'il revient avec la consommation, Marie-Claude a changé d'idée.

— Non, j'ai réfléchi, donnez-moi un cognac, double.

— Bon, fait-il, fataliste.

Il pivote à nouveau sur ses barques à panards, aussitôt arrêté par cette étrange cliente.

— Non, réflexion faite, laissez-moi le whisky.

J'ouvre une parenthèse pour rappeler à mes fidèles

lecteurs que ce qui m'a séduit chez ma femme, outre sa plastique et son épatant caractère, c'est son sens de l'humour. J'ai trouvé en elle un véritable complice qui m'a souvent aidé dans mes malversations civiques. Ayant volontairement abandonné son métier de comédienne pour se consacrer à notre vie privée exemplaire, elle ne dédaigne pas de faire l'actrice lorsque je le lui demande. Surtout quand il s'agit d'improviser pour les besoins d'une bonne blague.
— Vous avez des glaçons ?
— Y'en a dans votre verre, madame.
— Non, pour mes yeux.
Le garçon revient avec un petit seau à glace. Il le dépose sur la table en se permettant de dire :
— Excusez-moi, mais la glace, c'est pas bon pour les ecchymoses. Moi, la semaine dernière, j'ai pris la porte du frigo dans l'œil et je me suis soigné avec des compresses chaudes.
— Moi, c'est pas le frigo, en profite Marie-Claude, c'est mon mari. En plus, je ne peux rien faire chauffer. Il m'a mise à la porte.
— Ah, ça, c'est malheureux.
Il s'éloigne pour encaisser une addition et rapplique, poussé par la curiosité. C'est un de ces garçons de café comme on en trouve encore dans les anciennes brasseries, sans âge, les lombaires soudées par la position verticale, avec la boîte de vitesses bloquée en première et des milliers de kilomètres au compteur de la lassitude. Pour une fois, sa cliente n'est pas comme les autres.
— Y'a longtemps qu'il vous a mise à la porte ?
— Une heure.
— Oh, c'est pas grave ! Moi, la mienne, elle m'a

foutu dehors il y a vingt ans. Remarquez, je n'ai pas fait une mauvaise affaire. C'était une emmerdeuse qui ne savait jamais ce qu'elle voulait.

— Je peux téléphoner ? l'interrompt Marie-Claude.

— Oui, c'est au sous-sol, je vais vous chercher un jeton.

Il s'en va en raclant le carrelage et revient avec le jeton.

— Merci, mais j'ai réfléchi. Il vaut mieux pas que je téléphone.

— Vous avez raison, il est préférable de laisser votre mari se calmer.

— Mon mari ? C'est mon amant que je veux appeler.

— Ah, bon ?

Marie-Claude a fait assez de théâtre pour trouver les mots qui donnent du corps aux situations vaudevillesques. Depuis qu'elle s'est installée à la terrasse, je surveille la scène depuis ma voiture et je pense qu'il est temps que Pierre Still fasse son entrée. Il va directement s'asseoir à la table de ma femme. Le garçon le regarde, la bouche ouverte. Il y a de quoi car l'œil gauche de Pierre est également cerné avec la peau de pêche que je lui ai posée dans l'auto.

— Le salaud ! dit Pierre. Impossible d'avoir une conversation avec lui ! Garçon, un whisky, sec !

De mon poste d'observation, je constate la surprise des étrangers devant ce couple élégant qui paraît avoir des soucis oculaires. Le garçon revient avec la commande. Marie-Claude le prend à témoin.

— Tu vois, ce monsieur a quitté sa femme il y a vingt ans et maintenant il est heureux. Il vit à Paris au mois d'août, en plein air...

— Oui, comme je disais à madame, c'était une emmerdeuse qui ne savait jamais ce qu'elle voulait.
— Vous avez des cacahuètes ? demande Marie-Claude.
— Oui, je vous les apporte tout de suite.
Elle le bloque dans son départ.
— Non, réflexion faite, j'aime mieux les pistaches.
Pierre Still, chansonnier en toutes circonstances, sauta sur l'occasion.
— Si vous avez des marrons, c'est pas la peine, on en a déjà !
Profitant de l'absence du serveur, j'entre en scène pour la phase dramatique. Mon arrivée est très remarquée car j'arrive en bousculant les chaises, je donne un coup de pied dans mon guéridon et je tape violemment le marbre.
— Garçon !
Ah, j'oublie. Mon œil droit est aussi décoré avec un superbe pourtour au beurre noir. En cette année mille neuf cent soixante-neuf la peau des pêches est d'une finesse remarquable et ma tête moins connue qu'aujourd'hui. Je me demande encore si les touristes, en voyant ces consommateurs talés, n'ont pas pensé qu'il s'agissait de restes de Mai 68.
Je suis assis à quelques tables de Pierre et Marie-Claude et commence à les insulter copieusement.
— Minables ! Petits connards ! Je savais bien que je vous retrouverais là...
Le garçon revient avec ses pistaches. A ma vue, il s'immobilise au niveau de la porte du café. Fasciné par mon œil, je vois les siens s'écarquiller et je le ranime en frappant une autre fois sur ma table.
— Garçon, un whisky, sec !

— Voilà, voilà, dit-il, livrant ses amuse-gueules.

— C'est mon mari, en profite Marie-Claude. Vous devriez le calmer, j'ai peur qu'il ne fasse du scandale. Quand il a bu, il devient violent.

J'ai toujours donné raison à ma femme. Surtout s'il s'agit de prendre les routes de la folie contrôlée dans une bagnole à double commande. Je fais hurler le moteur.

— Ah, il est beau ton minet à moustaches! Rien qu'à voir sa tronche on sait qu'il est passé chez le vétérinaire! Dis-lui de venir ici si on lui a pas fait la totale!

Je pars volontairement dans le vulgaire car c'est la seule façon de donner du relief à une engueulade digne de ce nom. Les algarades en langage châtié ne retiennent que très peu l'attention des témoins et, d'après les gnons qui nous décorent les visages, on sent que notre trio doit manquer assez vite de vocabulaire.

— Salope! Traînée! Ordure!

Je mets le paquet et je l'envoie en ordinaire. C'est grisant de faire peur. Pour un comédien, tenir un rôle de composition avec les gens de la rue pour partenaires est une sensation rarement ressentie sur la scène ou dans les studios. Aucun acteur n'a autant de talent que celui qui ignore tout de la comédie qu'on lui fait jouer.

— Maquereau!

Là, Pierre Still se fâche. Il se lève d'un bond devant les clients pétrifiés et pousse le serveur qui lui barre le passage.

— Garçon, veuillez sortir cet imbécile!

— Moi? Euh... je ne sais pas si...

— Je suis venu ici avec la femme de cette andouille

pour consommer tranquillement. Vous devez faire respecter la tranquillité des clients.

— Bon... je vais essayer.

Le garçon tente de prendre une allure de videur. Il arrive vers moi en essayant de rouler ses mécaniques usées et, d'un ton qui n'admet pas la contradiction, me dit :

— Faut pas faire de scandale, ici. Vous cherchez quoi ? Qu'est-ce que vous voulez exactement ?

— Je vous l'ai déjà dit : un whisky, sec !

— Bien, monsieur.

En passant devant Marie-Claude et Pierre, il s'excuse.

— On ne peut pas refuser de servir un client.

Pendant son absence une trêve est observée et malgré les regards haineux que nous échangeons, la clientèle avoisinante se détend légèrement. Je soupçonne même un Japonais de nous avoir photographiés sous prétexte de bricoler son Nikon. Le garçon revient, pose le verre devant moi et annonce :

— Je peux être réglé tout de suite ?

Après avoir bu mon whisky cul sec, je dis :

— Non.

— Pourquoi ?

— Parce que j'ai pas d'argent. C'est l'amant de ma femme qui va payer.

Bien entendu, à la requête du garçon, Pierre refuse.

— Je ne réglerai pas le verre de cet ivrogne. Il n'a qu'à vous donner sa montre en gage.

— Ah, non, s'écrie Marie-Claude. C'est moi qui lui ai offert cette montre pour nos dix ans de mariage. C'est une Piaget !

— Pour vos dix ans de mariage ? s'étonne Pierre, bruyamment. Mais, dis-moi, c'était quand, ça ?

— Avant-hier.

— Avant-hier ? Et ça fait deux ans que tu veux le quitter, pour moi ! Tu me prends pour un con ?

De ma place, je confirme :

— Oui, c'est ça, elle vous prend pour un con !

— Mais non, mais non, s'interpose le serveur, serviable.

— Mais si ! crions-nous ensemble, Pierre et moi.

Dans la même indignation nous nous levons de concert pour gagner la sortie. Lorsque Pierre arrive à ma hauteur, je lui dis :

— Je vous dépose ?

— C'est très aimable à vous.

Nous n'avons qu'à traverser le trottoir pour rejoindre la contre-allée où est garée ma Jaguar Type E dans laquelle nous montons. Le garçon est resté muet à côté de Marie-Claude. Un peu de paralysie entrave momentanément ses gestes.

— Prenez le tout, fait-elle en tendant un billet.

Je passe la tête par la portière et crie :

— Alors, tu viens ?

Marie-Claude ramasse sa monnaie, laisse un royal pourboire bien mérité et, avant de nous rejoindre, dit :

— Les hommes, ils ne savent jamais ce qu'ils veulent !

L'histoire de ce brave garçon de café m'a donné une autre idée que je me suis empressé d'exploiter dans un restaurant lyonnais, genre petit bouchon de quartier tenu par un cordon-bleu qui tirait toutes les ficelles.

En effet, la maîtresse-femme veillait sur la cuisine, accueillait la clientèle, servait à table et comptait les additions. Tout cela à l'enseigne de la Mère Machin comme on rencontre des tas de mères restauratrices, émules des mères Brazier ou Poulard.

  Je venais de peler la superbe pêche servie en dessert quand, observant la fine pellicule, j'eus l'envie de rejouer du coquart. Les amis qui m'accompagnaient avaient déjà préparé les serviettes devant leurs bouches pour masquer le fou rire qu'ils pressentaient tandis que je me levais pour me rendre aux toilettes. Dans la tranquillité des lieux, je m'appliquai un beau croissant de peau de pêche sous l'œil droit et, maquillé d'un gnon royal, je revins dans la salle à manger. Donnant un violent coup de pied dans la porte avant de l'ouvrir, j'apparus devant les clients, la main sur l'œil et poussant des petits cris de douleur. Pour eux, il était clair que je venais de prendre le battant dans la figure. La mère Machin faillit lâcher son plat de saucisson chaud, le posa devant un type qui ne l'avait pas commandé et se précipita vers moi.

— Oh, mon pauvre monsieur, vous avez dû vous faire mal !

— Hou là là ! Hou là là là là... gémis-je pour donner plus de corps à son intuition.

— Faites voir...

Dans ces cas-là, la curiosité s'ajoute souvent à la compassion. Aucun accident n'est digne de ce nom si la cause cache l'effet. Pour le témoin normalement constitué, le résultat du choc compte beaucoup plus que le choc lui-même.

— Faites voir, insista la patronne.

Je lui montrai alors mon œil cerné par des jaunissures rougeoyantes vertement violacées.

— Oh là là ! s'exclama-t-elle, ça vous a même arraché la peau !

Je constatai les dégâts dans un miroir accroché au mur. Effectivement, le coquart postiche pendouillait légèrement du côté du nez, donnant l'impression d'un décollement de l'épiderme. Comme quoi la peau de pêche ne résiste pas à une porte qu'on prend en pleine poire.

— Attendez, m'informa la mère Machin, je vais vous chercher une compresse.

Pendant son absence, sous prétexte de me masser le bobo, je me retournai vers le miroir afin de soustraire ma manœuvre aux regards compatissants des clients et là, j'enlevai rapidement la peau de pêche de mon œil droit pour l'appliquer sous mon œil gauche. Lorsque la cuisinière-soignante revint avec un bol d'eau chaude et une serviette, elle marqua un temps d'arrêt devant ma blessure.

— Ah, ben ça, je croyais que c'était l'autre œil.
— Quoi ?
— Non, c'est rien... tenez, mettez ça.

Je pris le nécessaire et retournai m'asseoir à ma table, entouré du réconfort de mes amis cachant leurs rires sous une mine apitoyée. Sous prétexte de montrer mon coquart à un copain, je le priai de le replacer sous l'œil droit. La mère Machin passa derrière moi.

— Ça va mieux ?
— Non, répondis-je en me retournant pour lui faire face, j'ai l'impression que le mal se déplace.

Elle observa le glissement de terrain avec stupéfaction.

— Ça, alors !

Puis, mettant le phénomène sur le compte de sa propre vision des choses, elle tenta de se rassurer.

— Je me disais aussi... j'avais bien vu que c'était le droit.

— Vous avez du foie de veau ?
— Après votre dessert ?
— Non, pour me le mettre sur l'œil. Ma grand-mère soignait toujours les coups avec une tranche de foie de veau en cataplasme.
— Vous devez confondre avec l'escalope.
— Non, non, insistai-je, l'escalope c'est uniquement pour les bosses. Pour les hématomes, il faut du foie de veau passé à la poêle.
— Vous voulez qu'on vous fasse cuire ça ?
— Oui, madame, fis-je, convaincant.
— Mais vous allez vous brûler ?
— Pas du tout. Il suffit de mettre la tranche de foie au congélateur pendant une minute après la cuisson. Ensuite, vous servez frais sans sel ni poivre.

La mère Machin n'était peut-être pas complètement dupe. Un petit sourire frisait sur sa bouche, mais, partant du principe que le client est roi, même s'il est fou, elle embraya vers l'office.

En attendant l'arrivée du plat cuisiné, les copains, impeccables de sang-froid, se libérèrent d'un trop-plein de gaieté légitime. N'ayant pas de voisins trop rapprochés, leur comportement pouvait passer pour une mise en boîte due à mon apparence. Quelques minutes plus tard, la mère Machin était devant moi avec la commande, rassurée de voir que mon coquart se trouvait toujours au même endroit. Dans un silence presque recueilli, je pris la tranche de foie de veau et me la flanquai sur l'œil.

— Ça va ? demanda le cordon-bleu.
— C'est parfait, répondis-je, connaisseur.

Je n'attendis pas vingt secondes pour enlever ma compresse. Le croissant de peau de pêche resta collé à la viande et mon œil apparut aussi frais que celui d'un bébé, ses alentours débarrassés de toutes couleurs et flétrissures.

— Ah ben ça, alors ! siffla la restauratrice ébahie par le miracle. Quand on pense qu'on donne des sommes folles aux spécialistes ! Tout de même, les remèdes de bonnes femmes, y'a pas mieux !

J'ai pensé longtemps que la gentille mère Machin avait peut-être renouvelé l'expérience pour soigner son entourage. Je vois d'ici la tête des blessés quand elle s'est amenée avec du foie de veau poêlé pour traiter le beurre noir.

L'accident simulé dans les lieux publics est toujours payant. Il vous est réglé sur-le-champ, comptant, en bonne monnaie sonnante et hilarante. L'auditoire est assis, déjà mis en condition par la fête du repas et si vous lui offrez une surprise qui n'est pas seulement confectionnée par le chef, le succès est pratiquement toujours assuré. L'exercice que j'affectionne plus particulièrement est le doigt coincé dans la bouteille. Il ne demande qu'un faible investissement et peut être exécuté à tout moment car il vous suffit de votre majeur et d'une bouteille de vin. J'ai ainsi fait la joie de mes camarades Jacques Dufilho, Annie Cordy, Philippe Bouvard, Jacques Dynam, Alice Sapritch et bien d'autres. Cette combine peut, en outre, vous éviter de payer l'addition si vous l'employez à la fin du repas.

C'est tout simple. Vous jouez avec la bouteille, négligemment, en parlant de choses et d'autres, et glissez votre majeur dans le goulot. Au moment que vous jugez opportun vous poussez une petite exclamation « Ah, ben ça, c'est bête ! » en essayant de vous dégager. Avec le doigt légèrement recourbé à l'intérieur du verre, personne ne pourra vous débarrasser de la bouteille, même en tirant très fort. En général, les maîtres d'hôtel viennent remplacer les garçons qu'ils jugent inaptes à ce genre de secours et, enfin, la direction se déplace elle-même sans plus de succès. Tout le monde tire à qui mieux mieux sur le récipient en prenant les précautions dues aux clients de marque. On tente la rétractation directe, la sortie en vrille, le va-et-vient délicat, on essaie le repos momentané, le massage de la partie non enclavée, l'introduction de divers produits, savon, huile, beurre, etc. Vous émaillez ces diverses tentatives par des « Aïe, ça fait mal ! » des « Pas si fort ! » pour arriver aux conclusions décourageantes qui vous permettent de quitter le restaurant dans l'impossibilité de sortir votre portefeuille. A cet avantage peut s'ajouter celui de rentrer chez vous avec un bon restant de grand vin millésimé. De toute façon, même si la bouteille est vide, vous vous serez payé une pinte de bon sang.

A propos de grivèlerie, à l'issue d'un gala des Grosses Têtes en province, j'ai dîné majestueusement et gratuitement dans un excellent restaurant de la ville en compagnie de Gérard Jugnot. Contrairement à ce qu'on pourrait penser, je n'ai pas mis de goupillon dans la bouteille pour me faire rincer par Gérard, non, notre mauvaise action a été commune. Nous venions de quitter Zitrone, Bouvard et Castelli qui avaient préféré regagner leurs chambres d'hôtel et, après avoir cherché en vain un restaurant encore ouvert après minuit, nous nous sommes rendus à l'évidence : il fallait faire taire nos estomacs avec le bâillon du sommeil.

Notre hôtel faisait partie de ces grandes maisons bourgeoises transformées en relais et n'employait pas de gardien de nuit. La direction nous ayant confié une clef sans nous dire où se trouvaient les interrupteurs électriques, la recherche de l'escalier fut tâtonnante. Les bras en avant, comme des somnambules, nous avons arpenté le hall et les couloirs. Ce qui permit à Jugnot de me flanquer son doigt dans l'oreille et à moi, d'appuyer sur sa moustache. C'est lui qui fut le premier à faire jaillir la lumière. Une petite salle à manger rustique, aux tables faites pour accueillir des blanquettes de veau et des rognons à l'ancienne, réveilla nos estomacs. Ils se mirent à crier « A table ! ».

— T'as vu ? murmura Gérard, il y a des fruits sur le buffet.

En s'approchant du compotier, nous avons découvert la porte de la caverne d'Ali Baba. Je l'ai poussée et derrière, ô merveille, une cuisine de grand-mère nous attendait avec sa table de chêne, ses étagères à confitures, ses casseroles en cuivre et son frigo prometteur.

— On pourrait se faire un petit sandwich ? suggérai-je.

— Tu crois ? demanda Jugnot.

Une heure plus tard nous terminions un vrai gueuleton confectionné dans le silence de la maison endormie. Les placards nous ayant livré leurs trésors, le sandwich était devenue foie gras des Landes sur assiette, suivi d'une omelette aux truffes cuisinée par Jugnot, plateau de fromages et tarte aux fraises. Après le café de Colombie, nous dégustions un vieil armagnac en fumant des Davidoff.

Nous savions que ce larcin n'était pas trop risqué

car si les patrons de l'hôtel nous avaient surpris, nos personnalités auraient transformé le hold-up en plaisanterie de vedettes affamées. Je présume même que les propriétaires nous auraient complimentés pour notre discrétion et notre simplicité. Rien ne nous interdisait de pousser l'élégance jusqu'à faire porter le montant des repas sur nos additions matinales en payant le service dont nous n'avions pas profité. Tout cela était d'une lâcheté remarquable.

Avec l'arrière-pensée de faire le casse du siècle, nous avons lavé la vaisselle, nettoyé la plaque chauffante, et remis tout en place. Le lendemain matin, en réglant nos notes, on nous demanda :

— Vous avez des consommations, à part vos chambres ?

Plus honnête que moi, je vis Jugnot au bord de l'aveu. Je barrai la route à sa réponse.

— Oui, deux quarts Vittel dans le mini-bar.

Bien entendu, ça n'était pas vrai mais je ne voulais pas que l'hôtel en soit complètement de sa poche. Dans certaines circonstances, on se doit d'être large.

Olivier de Kersauson est l'homme de tous les records. Il a élevé des colonies entières de cochons dans sa propriété familiale de Bretagne, organisé des chasses aux cons dans les forêts de la Bêtise, défoncé les barrières de la bienséance parlée sur les ondes de R.T.L., construit des navires fous pour danser sur la mer et devenir champion du monde de voile en solitaire.

Toutes ces victoires m'ont rendu jaloux. Devant l'Amiral, je me sens moussaillon et, à chacune de nos rencontres, j'ai envie de lui montrer que je suis capable, moi aussi, de faire des choses exceptionnelles. J'ai pourtant monté pas mal de bateaux à mes contemporains mais ce qui m'a manqué, ce sont les sponsors. Si, par exemple, j'avais été soutenu par Piaget ou Oméga pour faire le coup de la pendule, j'aurais certainement obtenu des résultats homologués. Je reste l'artisan de la petite blague, l'ouvrier spécialisé de la plaisanterie de garçon de bien.

Je suis néanmoins heureux d'avoir pu prouver à Kersauson que j'étais l'homme des challenges extravagants en mettant carrément la main aux fesses d'une dame de la bonne société sans qu'elle ne m'en tienne rancune. Ce qui ajoute de la valeur à mon geste affectueux c'est que je ne la connaissais pas du tout deux heures auparavant et que son mari l'accompagnait. Tout s'est passé au cours d'un dîner organisé par un grand quotidien pour récompenser la lauréate d'un concours ouvert à ses lecteurs. Il y avait, autour de la table de ce restaurant réputé, cinq ou six personnalités invitées par le journaliste organisateur, garçon charmant à qui personne n'avait pu dire non. Olivier et moi-même faisions partie des récompenses mondaines attribuées à la gagnante d'un jeu franchement débile, beaucoup plus destiné à augmenter le tirage du canard qu'à vérifier le quotient intellectuel de ses abonnés.

On m'avait placé à la droite de la dame. Tout était sphérique en elle. Son corps représentait une sorte de superposition de boules de grosseurs différentes, animées par des mouvements caoutchouteux donnant à l'ensemble une allure pneumatique que Michelin n'aurait sans doute pas reniée.

— Ma femme vous adore, me dit son mari, placé à ma gauche.

— Ah, ben tant mieux ! répondis-je avec l'à-propos nécessaire aux conversations intéressantes.

— C'est vrai, avoua la lauréate, quand j'étais petite fille je vous voyais déjà à la télévision.

Je fis alors un brusque retour sur mon passé. Le temps de mes débuts était si éloigné que ça?

A l'autre bout de la table, Olivier s'ennuyait ferme. Son voisin abordait un sujet qui, pour un marin, est de première importance.

— Avez-vous le mal de mer, monsieur de Kersauson ?

— Non, mais j'ai souvent le mal de terre, répondit l'Amiral qui, visiblement, manquait de brise pour participer à une régate verbale.

C'est au moment des adieux que l'idée de mettre la main aux fesses de ma voisine effleura mon esprit. Tous les invités se trouvaient en file indienne pour descendre l'escalier étroit qui reliait notre salon particulier au rez-de-chaussée du restaurant. Devant moi, le superbe joufflu de la dame me souriait verticalement, emprisonnant sa robe à fleurs par le milieu comme un rideau coincé dans la fenêtre. Olivier était derrière moi. Profitant d'un embouteillage momentané, je lui murmurai :

— Il est pas beau, celui-là? Si t'avais le même les jours de mer plate, ça pourrait te faire prendre patience.

— Y'en a trop pour un solitaire! me confia-t-il.

La propriétaire de l'objet de ma convoitise étant arrêtée deux marches plus bas que moi, ma main se trouvait juste à la bonne hauteur et je pouvais m'en servir sans plier le bras, comme d'une louche à chaudron. La tentation était trop forte.

— Je vais lui mettre la main au cul, confiai-je à l'Amiral.

— Non, non ! pouffa-t-il, imaginant l'énormité du geste.
— Si, si ! Regarde...

Attention ! Cette démarche, anodine en apparence, réclame une mise en condition psychologique de l'opérateur. La main au cul est un sport beaucoup plus cérébral que physique. Il s'apparente au billard. Avant de toucher la boule avec une queue, il faut penser aux conséquences de la frappe, aux incidences géométriques des renvois de bande, aux réactions imprévues sur le tapis du hasard. Je n'ai aucune estime pour les frôleurs de popotins qui font ça à la sauvette avec de la lâcheté dans la paume et encore moins de considération envers les balanceurs de louches qui confondent la caresse inattendue avec le punching-ball. Non, pour qu'une main au cul soit réussie, il ne faut pas l'envoyer en rigolant. Dans ce cas, c'est un travail d'amateur voué à l'échec et qui ne peut rapporter qu'une autre main dans la figure. En revanche, si la personne concernée se retourne vers l'auteur de la démarche et découvre son air grave et plein d'admiration, cela peut passer pour un compliment direct. Il ne faut jamais oublier que, chez la femme, cet endroit est le plus susceptible de son anatomie. Ses réactions sont contradictoires et il est capable de présenter des phénomènes autant de rejets que d'accueil.

Par égard à ces considérations, je vidai mes poumons pour les remplir d'air frais et, le visage pénétré par l'importance de ma mission, plaquai une main franche sur l'arrière-train de mon admiratrice. Surprise par l'impact, elle se retourna aussitôt vers moi. J'ai rarement vu autant d'incrédulité dans le regard de quelqu'un. Peut-être a-t-elle cru, en l'espace d'une seconde, que mon geste faisait partie des récompenses du concours, qu'il s'agissait d'un rite en vigueur dans les soirées parisiennes ou que l'esprit français avait évolué depuis l'avènement de Coluche. Derrière moi, Kersauson était en train d'avaler son mégot. Au milieu de son rire, je crus entendre :

— Oh le con... C'est pas vrai, il l'a fait !

Pour sauver la situation aggravée par le comportement de mon camarade de galère, je regardai la lauréate avec des yeux énamourés, mettant dans mes prunelles un sentiment admiratif. Son incompréhension première fit place à une expression qui ressemblait à un remerciement pour service rendu. Je sais bien que tout jouait en ma faveur par ce que je représentais pour cette gentille lectrice de province : la liberté de pensée que s'octroient les artistes, les modes qu'ils lancent, leur genre de vie parfois dissolu et ce côté hors du commun qui leur donne le droit aux plus surprenantes des fantaisies. Évidemment c'était un peu déloyal. Je ne pense pas que cette dame aurait accepté de la même façon la paluche d'un cantonnier sur un chemin vicinal.

Pour moi, le but était atteint. La crise de rire de l'Amiral me faisait vainqueur de l'épreuve et lorsque nous nous retrouvons devant les micros des Grosses Têtes, je suis ravi de l'entendre raconter ma performance.

— Il y a des mouches dans votre restaurant !
— C'est qu'il est un peu tôt, mon-

sieur. Aux heures des repas, il n'y en a jamais.
— Ah, pourquoi?
— Parce qu'elles sont toutes à la cuisine !

Un garçon anonyme

Le mal des transports

Sous ce titre sont groupés plusieurs remèdes qui rendent les voyages plus agréables. Ils traitent beaucoup plus la langueur occasionnée par les longs parcours que les maux physiques uniquement combattus à la Dégueulamine suractivée. Je vous les livre en gros, espérant que vous les utiliserez en détail.

Et pour commencer, tous les remèdes traitant de l'ennui en voiture. Lorsque vous faites un long voyage en automobile, une fois que vous avez regardé les champs de colza, de blé, de maïs, d'orge, d'avoine, de betteraves, de salsifis, d'asperges, de patates, quand vous avez évité les platanes qui vous menacent aux tournants, la mémé qui sort en R5 d'un chemin de traverse en se foutant du stop, le paysan qui tourne brusquement à gauche avec son tracteur et deux litres de piquette dans l'estomac, le jeune acrobate qui prend son permis tout neuf pour un brevet de voltige, la vache égarée sur la voie des fous, le chien fou qui veut se taper une nympho à quatre pattes qui traverse l'autoroute, le camionneur qui vous tanne le pare-chocs parce que vous ne roulez qu'à cent à l'heure, les flics planqués dans la broussaille qui vous reprochent de rouler à cent à l'heure, les trous, les bosses, les travaux, les trottoirs, les enfants, les vieillards, les cyclistes, les affolés du carrefour, les hésitants du passage clouté, quand vous avez passé sans encombre les douanes, les barrages d'alcootest et ceux des producteurs de fraises, de poires, de pêches, de choux-fleurs, d'artichauts, quand vous avez dérapé sur le melon espagnol et le raisin italien, que vous avez usé l'embrayage derrière l'opération escargot des routiers, derrière les moutons de l'été, le convoi exceptionnel, le bateau qu'on transporte, la moissonneuse-batteuse, la citerne bourrée de saloperie radioactive, lorsque vous avez montré votre vignette, votre permis de conduire, votre attestation d'assurance, votre carte grise, cherché une place pour vous garer, essayé de vous dégager entre une fourgonnette qui enfourche votre pare-chocs avant et une moto qui vous tète les antibrouillards, quand vous avez fait la queue à la pompe, au lavage automatique, au passage à niveau, dans les embouteillages, aux feux détraqués, quand vous avez pris des déviations obligatoires, des itinéraires recommandés, des routes inconnues sur la carte, des chemins de traverse qui vous conduisent dans la cour d'une ferme, après tout ça, vous vous ennuyez!

Je crois que le goût de la mystification lors de mes déplacements m'a été donné par le hasard. En effet, ma première victime fut un brave curé de campagne en visite à Paris (avez-vous remarqué qu'en littérature, tous les curés sont braves lorsqu'ils sont de campagne?). Je venais de passer au point mort devant un feu rouge de l'avenue des Champs-Élysées et la portière de mon Aronde en avait profité pour s'ouvrir encore une fois sous la pression relative des freins. Étant arrêté le long de la bordure du trottoir, je me contorsionnais pour attraper la poignée quand le curé entra dans mon champ de vision. Il passa même son buste à l'intérieur de la voiture en s'appuyant de la main au tableau de bord.

— Pardon Môôsieur, c'est loin le Sacré-Cœur ? me demanda-t-il avec un accent pagnolesque.

— Assez, oui, répondis-je. Il faudrait que vous preniez un taxi ou le métro. Pour y aller à pied, c'est pas très...

Il m'interrompit, ne semblant pas du tout avoir écouté ma réponse.

— ... parce que, vous comprenez, je ne suis pas de Paris et ça fait trois heures que je tourne dans le métro, depuis ma sortie de la gare de Lyon où je suis arrivé ce matin après avoir...

La suite de son discours se perdit dans le concert d'avertisseurs donné derrière moi par les musiciens de l'impatience, ceux qui ont hâte de transformer leurs bagnoles en accordéons.

— Excusez-moi, mon père, tentai-je en voyant dans mon rétroviseur un crevard crispé au volant d'un tas de boue qui gélatinait comme un flan à la vanille.

— Y'a pas de mal, rassura l'employé du pape, ignorant superbement la paralysie agitante qui s'aggravait sur mes arrières, je sais bien que les Parisiens sont ceux qui connaissent le plus mal leur ville. Moi, j'ai un cousin qui habite à Levallois et ben, vous allez pas me croire...

Imperturbable, son corps à la Raimu m'empêchant de refermer ma portière, il entama un exposé comparatif entre son cousin et les habitants de la capitale pour mettre en évidence leur ignorance géographique. Pendant ce temps, le feu était repassé au rouge. J'en profitai pour souligner un certain état d'urgence qui m'obligerait à le quitter dès le changement de couleur de la signalisation.

— Excusez-moi, monsieur l'abbé, réitérai-je, mais j'ai un rendez-vous...

Sa faconde méridionale sauta sur l'occasion.

— Peuchère! Je sais ce que c'est! Moi aussi j'ai rendez-vous avec une Savoyarde. Remarquez, celle-là, ça m'étonnerait qu'elle ne m'attende pas!

A cette époque, les curés portaient encore la soutane et, sans nul doute, ce signe religieux pouvait être considéré comme un frein à tout comportement insolite. Surpris, je m'entendis glisser vers l'indiscrétion.

— Vous êtes en permission à Paris, mon père?

— Faut bien s'amuser un peu, non? confirma le jumeau de don Camillo. C'est un collègue à moi qui m'a dit d'aller la voir. Il paraît qu'il y en a pas deux comme elle!

Le feu repassa au vert, déclenchant à nouveau la furie du pilote de formule zéro. Avant qu'il ne sorte de son tacot pour m'assassiner à coups de manivelle, je claquai la portière au ras du curé en goguette avec un sourire d'excuse. La colonne motorisée s'ébranla au pas d'homme. Celui d'église marchait à la même allure, parallèlement à mon auto, en me faisant des signes à travers la vitre. J'étais vraiment tombé sur un bavard!

La circulation s'accélérant, je passai en seconde. Toujours à mes côtés, le curé se mit à courir en frappant de plus en plus fort au carreau. Glissant un œil dans sa direction, je mimai l'impuissance à lui rendre service en augmentant la vitesse. C'est alors qu'un détail m'inquiéta. Son visage traduisait de plus en plus l'anxiété pour arriver bientôt jusqu'à la panique. Les coups qu'il donnait contre la vitre avaient pris une violence anormale. Quelque chose me disait qu'il fallait que je m'arrête. J'ouvris la portière sur un homme essoufflé, au bord de l'apoplexie. Entre deux urgentes prises d'air, il me dit :

— Vous avez... vous avez coincé ma soutane en refermant votre porte !

Sainte Marie, mère de Dieu, priez pour nous, pauvres conducteurs. J'ai failli, ce jour-là, attenter à la vie d'un ministre de votre Fils !

Je me souviens d'avoir été confus, honteux, piteux, penaud. De par mon caractère urbain, j'ai dû promettre n'importe quoi pour que le Ciel me pardonne : ne plus claquer les portes, prendre n'importe quel autostoppeur à mon bord, éviter les moustiques sur l'autoroute et toute une série de décisions louables que le temps vous fait oublier. Sur le moment, j'ai quand même fait ma B.A. en détournant mon chemin pour conduire le malheureux curé traumatisé jusqu'au Sacré-Cœur. Arrivés à destination, je ne pus m'empêcher de lui demander l'endroit où sa Savoyarde l'attendait, afin de le mener jusqu'à pied-d'œuvre.

— On peut pas y aller en voiture, me dit-il. Elle est dans le clocher de la basilique.

Pensant avoir à faire à l'un de ces curés de choc qui prennent leur plaisir sur leur lieu de travail, je restai la bouche ouverte. Il éclata de rire en constatant ma méprise évidente et l'accent de Fernandel refit de mon Aronde une demeure chaste et pure.

— Bagasse ! Qu'est-ce que vous allez croire ? La Savoyarde, c'est un bourdon d'église. C'est même le plus gros du monde, paraît-il.

Avant de me quitter, il ajouta, l'œil en vrille :

— Les curés de Provences n'ont pas besoin de monter à Paris pour se taper la cloche, ils le font à table, devant une bouillabaisse, en trinquant à la Bonne Mère avec un rosé bien frais !

C'est cette mésaventure fortuite qui donna très certainement l'idée à mon cerveau de vilain garnement de faire courir quelqu'un à côté de ma voiture.

Avant la lecture des lignes qui vont suivre, je demande aux âmes hypersensibles de pardonner la gratuité (apparente) des actes auxquels je me suis livré pour émailler mes interminables trajets routiers de petites pauses bienfaisantes.

Je crois que c'est avec Enrico Macias que j'ai testé, pour la première fois, le scénario que m'avait inspiré le curé de la Savoyarde. Nous étions en tournée dans le même spectacle et pendant deux mois, de ville en ville, lorsqu'on doit parcourir trois, quatre, cinq cents kilomètres journaliers, il y a des moments de lassitude. On a beau parler boulot, projets, famille, bagnoles, filles, bouffe, politique, philosophie, au bout d'un moment, c'est long. La France a des routes superbes, des villages charmants, une campagne surprenante mais quand il faut avaler les distances obligatoires et nécessaires à l'exercice d'une profession, la randonnée prend des allures de manège.

Comme j'ai toujours refusé d'être malheureux quand je voyage, j'avais donc mis au point des bouffées d'oxygène kilométriques en forme de sketches improvisés. Avant de tenter ma première expérience, j'en avais touché deux mots à Macias. Tout le monde connaît le bon et grand cœur d'Enrico, ce merveilleux et talentueux tribun chantant de la fraternité. Il écouta mon exposé avec attention et fronça légèrement ses sourcils méditerranéens lorsque je lui précisai qu'il me fallait une victime pour que le gag soit réussi. La suite de mon idée le rassura et c'est, pouffant déjà de rire dans le col relevé de sa veste, que nous abordâmes le premier patelin qui se présenta à nous. A l'orée du village, je m'arrêtai et fis signe à un type qui marchait sur le trottoir d'en face. Il traversa pour arriver à la hauteur de ma vitre baissée.

— Pardon, monsieur, lui dis-je, la place de l'Église s'il vous plaît ?

En demandant ça, je ne risquais rien. Saint-Pierre s'est implanté partout avec sa multinationale et, dès qu'il y a un assez grand nombre de clients en puissance, on trouve toujours une de ses boutiques franchisées entre la mairie et la perception.

— C'est tout droit, m'indiqua le bonhomme. Vous allez jusqu'au carrefour et c'est la deuxième à gauche après le passage à niveau.

Comme souvent, les gens vous montrent une direction à gauche en levant leur bras vers la droite. Le contraire est également valable. J'en profitai pour mettre un début de confusion dans ma réponse.

— A droite après le passage à niveau ?

— Non, à gauche, fit-il en changeant de bras avec un sourire d'excuse.

— Je tourne à droite devant l'église, alors ?

— Non, l'église c'est plus loin. Il faut d'abord passer le carrefour.

En principe, c'est à ce stade de la conversation que je lâche doucement l'embrayage pour faire imperceptiblement avancer la voiture. Pour masquer ce début de mouvement je récapitule les informations dans le désordre.

— Donc, tout droit jusqu'à l'église et la deuxième à droite avant le carrefour ?

C'est le moment psychologique. Celui où l'informateur se demande s'il ne s'est pas trompé dans ses explications ou si vous avez la comprenette un peu dure. Investi d'une mission subite, il ne pense pas du tout à vous lâcher dans le désert. Votre attitude provoque beaucoup plus son instinct professoral que ses dispositions à rendre service. Mon premier cobaye sauta sur l'occasion.

— Non, attendez, la place de l'Église, c'est la deuxième à gauche après le passage à niveau mais, avant, il faut passer le carrefour.

Votre victime ne se rend pas compte qu'elle commence à marcher au pas à côté de la voiture. Surtout si vous augmentez le malentendu en la regardant d'un air aimable et légèrement soumis.

— J'ai besoin d'aller jusqu'à l'église pour trouver le passage à niveau ?
— Vous cherchez quoi, exactement ?
— Le passage à niveau.
— Ah bon, c'est pas l'église ?
— Non.
— C'est différent ! Dans ce cas vous traversez le carrefour et vous trouverez le passage à niveau en direction de l'église qu'on voit au bout de la rue.

Là, vous accélérez un peu plus en répétant l'itinéraire à l'envers. Si le type a bénéficié des bienfaits de l'instruction civique durant sa scolarité ou s'il a été boy-scout, vous ne tarderez pas à le faire courir au pays de gymnastique. Évidemment, on peut toujours tomber sur un gougnafier qui vous abandonne lâchement en pleine perdition mais, en répétant l'expérience, il y a de grandes chances de rencontrer des braves gens qui piqueront un cent mètres en vous prenant pour un taré. Le fin du fin est de les semer pendant qu'ils hurlent leurs indications. Bien sûr, vous me direz qu'à vaincre sans péril on triomphe sans gloire mais avouez tout de même, qu'ainsi, le rire et le sport peuvent faire bon ménage.

Deux mots, en passant, sur une autre plaisanterie du même acabit qui a le mérite d'être carrément plus grossière, plus bête et complètement inutile. C'est, du reste, ce qui fait sa véritable élégance.
Je venais de tourner la dernière scène d'un film qui ne restera pas dans les cinémathèques. J'y tenais le rôle d'un fonctionnaire de police strictement habillé d'un costume noir avec rosette de la Légion d'honneur. Pour regagner Paris, distant d'environ quatre cents kilomètres de l'endroit du tournage, la production m'avait prêté la D.S. noire à cocarde tricolore qui apparaissait dans le film. Ayant un gala le soir même, pour gagner un temps précieux, je ne m'étais pas changé et c'est dans cet équipage que j'avais pris la route. Trois comédiens, également habillés façon ministre, avaient profité du voyage.
Je ne sais plus qui, de nous quatre, a eu l'idée d'insulter les passants en traversant les villes. La démarche aurait été trop gratuite si notre caractère officiel n'avait apporté la pointe d'insolite qui l'a rendue valable en elle-même. En passant le long des trottoirs, vitres baissées, têtes aux portières, quatre messieurs, vraisemblablement élus du peuple, lâchaient des bordées d'injures en direction des électeurs.
— Connards ! Enfoirés ! Minables !
Ébahis, les piétons regardaient cette limousine gouvernementale qui disparaissait au premier tournant. Il va sans dire que nous évitions la barrière

possible d'un feu qui serait malencontreusement passé au rouge ou la présence d'une quelconque force de police. Quelques variantes agrémentaient la liste d'insultes. Ainsi, cette dame respectable, genre patronnesse entre deux âges, tenant en laisse un caniche qui semblait avoir le même coiffeur qu'elle. Nous l'avons prise, de plein fouet, alors qu'elle sortait d'un salon de thé avec une amie :

— Salope ! Putain !

L'avantage des petites villes de province est que leurs habitants ont de grandes chances de se connaître. Dans ce cas précis, après la première stupéfaction, les regards des promeneurs voisins se sont tournés vers la dame brusquement devenue hétaïre de sous-préfecture. Un peu plus tard, dans le confort de notre D.S., nous avons imaginé les conversations, le soir, aux coins des cheminées, entre les notables avertis de l'incident. « Il paraît que madame Dupont-Durand a été prise à partie par un ministre de passage. » « A mon avis, cette femme cache quelque chose. Sa vie ne doit pas être si claire que ça. » « Ça ne m'étonnerait pas que la femme du notaire soit une ancienne tapineuse », etc.

Évidemment, cela est l'exemple type du canular gratuit, mais insulter les gens sans aucune raison de le faire est la preuve d'une totale indépendance intellectuelle et relève d'un altruisme dont l'authenticité ne fait aucun doute. L'injure bénévole est bien plus efficace que le compliment de politesse car elle peut faire réfléchir les personnes à qui elle est adressée. On peut se contenter d'un compliment tandis que l'insulte stimule les facultés de l'auto-analyse. De toute façon, en traitant tout le monde de con, les chances de ne pas se tromper sont nettement supérieures à celles du loto ou du tiercé. Bien sûr, ni vous, ni moi, ne sommes concernés par cette hypothèse également gratuite.

Parmi les insulteurs célèbres, Francis Blanche n'est pas passé inaperçu. Lorsqu'il lui arrivait, en voiture, de doubler une course cycliste locale qui s'échinait dans une côte, il s'adressait au dernier coureur pédalant dans la sueur pour essayer de rattraper le peloton.

— Fainéant ! Regardez vos camarades, ils pédalent, eux !

Inutile de décrire la tête du sportif devant ce petit gros qui, douillettement installé dans une américaine, venait de mettre en doute ses projets de carrière.

Pour ne rien risquer dans ce genre de plaisanterie, il faut bien sûr mettre tous les atouts dans son jeu. Surtout lorsque, comme moi, on pèse cinquante-six kilos et qu'on ne court pas très vite. Je ne me vois pas, à pied, coincé dans une impasse par un quinze tonnes, traitant de fainéants des déménageurs en plein travail. Mais, malgré toutes les précautions prises, il y a parfois le grain de sable qui fait dérailler la mécanique. En matière d'impondérable, voici un dernier exemple prouvant l'immanence de la justice.

Un soir, vers sept heures, nous arrivions en voiture, quelques amis et moi, dans une petite ville dont la municipalité nous avait engagés pour son gala annuel. N'ayant trouvé personne de valable à insulter pendant le voyage, un sentiment de frustration nous étreignait le boyau de la rigolade quand, tout à coup, au détour d'une rue, je vis une grosse dame en train de regarder la devanture d'une charcuterie. La forme de sa croupe m'inspira spontanément l'injure qui semblait convenir le mieux.

— Pouffiasse !

Son regard lâcha les terrines de pâté de campagne et me fusilla malgré l'obscurité relative de la rue. Mon chauffeur accéléra courageusement et nous disparûmes au premier tournant, satisfaits d'avoir mis un peu de poivre dans la vie d'une ménagère de bourgade.

Après le spectacle, le maire invita toute la troupe autour d'un buffet dressé dans le hall de la salle des fêtes. En m'approchant des tréteaux, sous les applaudissements des édiles de la ville, j'eus comme un hoquet dans ma démarche ! Devant des terrines de pâté de campagne, une grosse dame se tenait, l'air un peu pincé. Le maire était à ses côtés, la main tendue et le sourire électoral aux lèvres.

— Je vous présente ma femme, me dit-il.

Que sainte Pouffiasse me pardonne ! J'aurais voulu rentrer tout entier dans mes godasses, me transformer en puce de plancher pour disparaître entre les lattes, me faire effacer comme une tache de sauce par la lessive de la télé. En deux mots, je saluai la grosse dame d'un sourire traduisant l'humilité et le repentir. Derrière moi, la bande de faux-jetons qui me servait de troupe avait fait brusquement demi-tour pour admirer les tableaux décorant le mur du fond de la salle. Je me trouvai, seul, devant le scandale prêt à éclater.

— Vous êtes arrivé à quelle heure ? me demanda la mairesse, laissant sa main en réserve sur le couvercle d'une boîte à biscuits.

— Six... heu, non... cinq heures, bégayai-je, essayant de retarder l'accusation.

Je vis se froncer les balais-brosses qui lui servaient de sourcils. De toute évidence, mon information venait de détraquer sa recherche policière. Je la sentis ébranlée par la logique des chiffres et par l'air innocent que mon talent de comédien m'avait fait retrouver in extremis. Son visage se détendit légèrement. Ayant été agressée à dix-neuf heures, il était impossible que Sim (cet artiste si sympathique) soit le violeur cérébral à qui elle avait eu à faire. Elle me tendit la boîte à gâteaux et un verre de mousseux.

— C'est curieux, vous avez un sosie chez nous, fit-elle.

Bien que pensant le contraire, vu la rareté de ma morphologie, j'abondai dans son sens.

— Oh! j'en ai plein partout! C'est fou ce qu'il y a comme gens à qui je ressemble...

La conversation dévia bientôt sur les banalités d'usage et, aujourd'hui, je peux assurer que je ne me suis jamais emmerdé aussi agréablement que ce soir-là.

L'ennui en automobile est quand même différent de celui que l'on peut ressentir dans les transports en commun. Dans ceux-ci, la passivité augmente l'impression désertique malgré un environnement surpeuplé. Le métro aux heures de pointe en est le parfait exemple. A part les groupes de militaires en permission, les bonnes espagnoles ou portugaises paumées dans les couloirs de correspondances, les clochards bourrés chantant la Marseillaise et quelques autres turbulents non répertoriés, on n'y voit que des figures de carême. On a l'impression que tous les orphelins du monde prennent le métro à la même heure. A voir la triste mine des usagers de la R.A.T.P., on se demande si les rames ne transportent pas que des veufs, des contribuables sous contrôle fiscal ou des accusés en liberté provisoire. Lorsque j'emprunte le transport souterrain, devant tous ces visages sans sourire, fermés pour cause de déprime matinale ou d'impolitesse chronique, quel que soit mon itinéraire, je fais toujours le même parcours : je monte à Gaîté et je descends à Glacière !

Toujours en collaboration avec quelques docteurs ès-rigolade de mes amis, j'ai mis au point quelques potions magiques capables d'enrayer la morosité métropolitaine. Voici ma première ordonnance : Prendre une barre de bois ou de métal léger genre aluminium d'environ quatre à cinq centimètres de diamètre et de deux mètres de longueur. Monter dans le wagon — de préférence en tête de ligne pour éviter l'affluence — et placer la barre verticalement, comme celles destinées à se maintenir de la main lorsqu'on voyage debout. La retenir naturellement ainsi en prenant l'air dégagé. A chaque arrêt de la rame, les voyageurs monteront, de plus en plus nombreux jusqu'au moment où les places assises n'existeront plus. Vous ne tarderez pas à voir les gens s'accrocher à votre tringle. Dès qu'ils l'auront fait, vous la lâchez tout simplement. Comme elle est légèrement plus basse que la hauteur sous plafond, sa fonction s'annulera naturellement et les usagers, surpris, la lâcheront les uns après les autres pour la laisser entre les mains d'une dernière personne bien embêtée avec ce truc inutile et encombrant qui vacille sous les regards des voisins inquiets. Quand il y a affluence, c'est encore plus drôle. Il est toujours réjouissant de voir le hallebardier occasionnel se démener au milieu de la réprobation générale, essayant de se débarrasser d'un engin qui lui est arrivé entre les doigts par l'opération du Saint-Esprit. Quant à vous, il y a de grandes chances pour que personne ne vous accuse. Ceux qui vous auront vu arriver avec votre accessoire auront probablement quitté le wagon avant l'événement. Souvent, votre victime, après avoir effectué quelques dangereux moulinets, tente de déposer la barre contre une paroi de la voiture ou un dossier de siège avant de descendre à sa station. Il y a toujours un grincheux, respectueux des lois, qui l'en empêchera.

— Ah non ! Vous n'allez pas laisser ça ici, ça va nous tomber sur la figure.

— Mais c'est pas à moi, monsieur, répond invariablement le malheureux.

L'inévitable engueulade qui s'ensuit est généralement intéressante. Il ne vous restera plus qu'à attendre que les témoins et protagonistes s'en aillent pour récupérer votre matériel. Vous me direz sans doute qu'il faut avoir du temps à perdre pour se livrer à de telles occupations et je vous répondrai que le temps passé à rire n'est jamais perdu.

Vous pouvez encore, en parodiant Raymond Queneau, semer la « Zizanie dans le métro ». Il vous suffit de suivre, à la lettre, les prescriptions de ma deuxième ordonnance.

Attendez que votre rame soit arrêtée en station, à côté de celle qui voyage en sens inverse. Compte tenu du rapprochement parallèle des fenêtres, les voyageurs des deux convois sont très près les uns des autres et pourraient — s'il n'y avait pas de vitres — engager une conversation sans élever la voix. Postez-vous donc de cette façon et faites des signes pour attirer l'attention d'un monsieur respectable qui devra se trouver debout contre le dossier d'une banquette occupée par une dame. Celle-ci ne devra pas voir vos gestes ni ceux que vous allez provoquer chez son voisin*. Lorsque ce dernier portera son regard sur vous, prenez votre air le plus aimable et montrez-lui la dame avec votre index de façon à ce qu'il pense que vous la connaissez. En principe, ça marche. Il y a encore des gens assez urbains pour vous rendre service. Le monsieur tape dans le dos de la dame qui se retourne vers lui et, malgré que vous ne puissiez entendre ce qu'ils se disent, il est facile d'imaginer leur courte conversation.

— Madame, il y a quelqu'un qui vous demande dans l'autre rame.

Il fait un signe vers vous et la voyageuse vous regarde. A ce moment, prenez l'air dégagé de celui qui n'y est pour rien. Lisez votre journal ou admirez les mouches en plein vol en ignorant complètement la scène qui se poursuit dans l'autre wagon. La dame ne manquera pas de demander des précisions à votre intermédiaire.

— Qui ça?

Le monsieur essaiera à son tour d'attirer votre attention. Ne bronchez surtout pas. Il est facile d'imaginer un dialogue de sourds se déroulant ainsi :

— Quelqu'un, là, dans l'autre voiture...
— Où ça?
— Là!
— Vous le faites souvent ça?
— Quoi?
— A votre âge, draguer dans le métro?

Le défaut est de ne pouvoir entendre ce qui se dit vraiment ni voir ce qui se passe mais il est toujours possible d'être en compagnie d'un copain. Plus tard,

---

* Pour la réussite de l'opération, ce plan doit être respecté.

il pourra vous donner des détails et votre rire sera rétrospectif.

Je ne suis pas l'auteur de la troisième ordonnance que voici. Ce remède à la monotonie des déplacements m'a été prescrit par un spécialiste du canular, fameux artiste du cabaret d'après-guerre mais inconnu du grand public : Marcel Celmas. C'était un petit homme aux cheveux blancs qui, sous une allure de fonctionnaire modèle, cachait un rare tempérament de mystificateur. Ceux qui l'ont bien connu le prennent toujours pour un maître en la matière. J'ai plusieurs fois testé ce qui va suivre. Le résultat est garanti.

Toujours dans le métro, vous prenez une place assise en mettant bien en évidence, sur vos genoux, un vieux poste téléphonique à cadran rotatif. Si l'on dispose d'un jouet d'enfant représentant cet appareil, c'est encore mieux car il est muni d'une sonnerie que l'on déclenche en appuyant sur un bouton. Dans le premier cas, il vous faudra bricoler une sonnette à pile. Lorsque vous êtes installé avec ça sur les genoux, quelques regards intrigués naissent déjà aux alentours. Le sérieux de votre comportement étant un gage de réussite, il est indispensable de garder un air réfléchi pour mieux préparer la suite. C'est une situation qui nécessite une parfaite maîtrise de soi, une évidente volonté d'aller jusqu'au bout de l'opération et, il faut le dire, un certain culot car, pour le moment, vous êtes le seul acteur d'une comédie non choisie par les spectateurs. Je souligne donc que ce gag ne peut pas être effectué par un timide mais par un esthète de la farce. Voici la scène jouée par le spécialiste Marcel Celmas et à laquelle j'ai assisté, mêlé au groupe de voyageurs proches de lui.

Nous venions de passer une station quand la sonnerie du téléphone se fit entendre, discrètement déclenchée par Celmas.

— Allô ! fit-il très naturellement, qui est à l'appareil ?

— ...

— Ah ! C'est toi, Émile.

— ...

— Tu viens d'avoir un accident ? Oh la la !... la tête coincée dans le portillon ?

— ...

— Où es-tu ? Ah ! bon... Strasbourg-Saint-Denis... On y passe dans deux minutes... Oui, je suis en première classe... A tout de suite, dit-il en raccrochant.

Surprise amusée de l'entourage qui regarda avec plus d'intérêt le téléphone d'enfant en plastique rose et bleu. Un type ne put s'empêcher de questionner avec une incrédulité souriante :

— Ça marche, ça ?

Une deuxième sonnerie répondit presque à la question. Celmas décrocha à nouveau.

— Oui, oui, Émile, j'arrive ! On vient juste de passer à Réaumur-Sébastopol. Tu t'es fait faire un pansement. Bien !

Pendant les deux minutes de transport qui séparent les deux stations, les gens examinèrent avec circonspection ce monsieur respectable qui tenait précieusement sur ses genoux un objet qui l'était beaucoup moins. Cet anachronisme les rendait prudents : on rencontre si souvent des fous dans le métro !

Le grand moment, celui pour lequel il avait fallu un beau sens de l'organisation, un peu de temps à perdre et beaucoup d'attirance pour la futilité, arriva lorsque les portières s'ouvrirent à Strasbourg-Saint-Denis. Un homme à la tête bandée, l'air hagard, monta dans la voiture et se précipita vers Celmas en déversant un flot de paroles plaintives où il était question de son crâne, de portillon déréglé et d'admiration pour le progrès téléphonique. A l'époque — il y a vingt ans de cela — les P.T.T. pédalaient encore dans la friture et il fallait attendre les calendes grecques pour être branché au réseau. Les témoins de cette aventure n'accordèrent qu'une attention relative au blessé. Fascinés par le jouet, certains demandaient la marque du fabricant, voulaient l'acheter sur place ou téléphoner à quelqu'un. Pour éviter le malentendu, nous descendîmes à la station suivante.

Bien qu'à l'ère des satellites nous soyons habitués aux téléphones sans fil, aux minitels et autres appareils de communication surprenants, je suis persuadé que ce canular reste valable. Il suffit de prendre le métro avec un vieux combiné et d'avoir un complice qui vous guette sur le quai de la gare suivante. Pendant vos loisirs, cela vaut bien le sacrifice d'une heure ou deux de télévision abrutissante, non ?

En chemin de fer, les possibilités d'amusement sont encore plus nombreuses. D'abord parce que le voyage est de longue durée et que le champ des investigations est à la mesure de la longueur du convoi. Du wagon de queue à la locomotive, il y a un terrain en friche qui ne demande qu'à être labouré. On peut y bêcher le gogo, biner le crédule, herser le jobard, serfouir le gobeur.

A ce propos, au cours d'un voyage de nuit entre Marseille et Paris, Henri Salvador et moi avions inventé un jeu bête et méchant qui nous a permis de faire le vide dans un compartiment pour nous y reposer en toute quiétude. C'était au retour d'un gala d'été au moment de la rentrée des vacances d'août. Les organisateurs avaient oublié de retenir nos couchettes dans le train bondé et, assis sur nos valises, nous sommes arrivés à Valence avec la colonne vertébrale dans les chaussettes. Par miracle, le compartiment auquel nous étions adossés se libéra du groupe de vacanciers qui l'occupaient. Henri fonça au buffet de la gare pendant que je faisais barrage devant la porte fermée du compartiment, prétextant la présence d'un malade avec son infirmière.

C'est là qu'on peut évaluer l'incidence des denrées alimentaires sur le repos du voyageur en période rouge. Salvador revint avec un pot de confiture de fraises et un paquet de pain de mie. A l'intérieur du compartiment, après avoir refermé la porte, rideaux tirés, nous nous sommes mis en cuisine. Le résultat fut bientôt visible, sur le sol, entre les deux banquettes. Le pain de mie écrasé dans la confiture de fraises donnait l'impression d'une panade au vin rouge régurgitée par des ivrognes.

Nous avons passé une nuit épatante jusqu'à Paris. A chaque arrêt du train, les nouveaux venus, écœurés, refermaient la porte après avoir découvert deux pochards allongés au-dessus d'une soupe au douze degrés.

Fernand Raynaud avait trouvé une autre combine pour voyager gratuitement pendant sa période de vaches maigres. Il montait dans le train avec un ticket de quai et attendait qu'un voyageur pénètre dans les toilettes. Il frappait alors à la porte en disant :
— Contrôleur !

— Un instant, répondait la personne à l'intérieur.
D'une voix aimable, Fernand continuait :
— Ne vous dérangez pas. Passez le billet sous la porte.

Après quelques refus, il y avait toujours quelqu'un qui pensait se faire poinçonner le ticket sans nuire à ses fonctions intestinales. Raynaud récupérait le billet glissé sous la porte et il allait s'asseoir dans le wagon d'à côté, en règle avec la S.N.C.F.

Pierre Doris, vilain garnement du spectacle, inventeur d'un style comico-provocateur, avait créé, à l'instar de Coluche, sa propre œuvre humanitaire. Il m'est arrivé de déjeuner avec lui et quelques amis au cours d'un voyage. En regagnant nos places de première classe, la pipe aux lèvres et le ventre bien rebondi, il lançait des tranches de pain dans les compartiments de seconde en disant : Wagons-Restaurants du Cœur !

Toujours avec mon inséparable pianiste Bob Castel, en revenant de je ne sais où, nous eûmes comme voisin de siège d'un wagon corail un bonhomme fort sympathique mais assez envahissant. M'ayant reconnu, il commença par me demander un autographe, nous proposa de prendre un verre au bar, parla de sa femme qui — paraît-il — m'adorait, raconta sa dernière maladie, nous montra sa carte d'ancien combattant et précisa qu'il chantait souvent la chanson des Blés d'or à la fin des banquets. Bref, un joyeux casse-pieds. J'étais pris entre deux désirs : lui faire comprendre qu'il nous importunait ou abonder en son sens. Pressentant un moment agréable à passer en profitant de l'euphorie du trublion ferroviaire, je lui fis part de mon admiration pour sa bonne humeur. Bob Castel surenchérit avec des compliments sur sa jeunesse de caractère. Quelques instants plus tard, il était en état de faire les pieds au mur pour nous amuser. Ravi d'être face à des spécialistes, il nous raconta quelques histoires éculées qui nous firent rire aux éclats. Un peu avant l'arrivée du train, je confectionnai trois chapeaux de gendarmes avec mon *France-Soir* et nous descendîmes sur le quai ainsi coiffés, marchant au pas cadencé. Il était tellement content d'être adopté par des artistes que je n'eus aucun mal à le faire entrer dans notre folie. Les gens, m'ayant reconnu, nous regardaient en souriant. Bob entonna l'*Hirondelle du faubourg* de sa voix puissante, bientôt suivi par le bonhomme et moi. Insensiblement, nous le fîmes passer en tête de notre monôme. Un peu avant la sortie, nous le laissâmes filer tout seul sans qu'il s'en rende compte et après avoir enlevé nos chapeaux, nous disparûmes en silence dans la foule des voyageurs. Persuadé que nous le suivions, il se dirigea vers sa femme qui l'attendait au bout du quai. Lorsqu'elle le vit arriver tout seul, chantant à tue-tête et coiffé par la une de *France-Soir,* je pense qu'elle a dû avoir des doutes sur sa santé mentale.

A mes débuts, dans les années cinquante, j'avais été engagé dans une troupe assez ringarde qui donnait des galas de Noël pour les comités d'entreprise. Elle était composée d'une chanteuse acidulée dont le troisième lifting avait dû être effectué par un plâtrier de chez Merlin-Plage, d'un couple de clowns ayant certainement contribué à la faillite actuelle du cirque et d'un prestidigitateur maladroit qui avait perdu ses illusions depuis longtemps. Pour faire des économies, l'imprésario nous faisait voyager en seconde classe avec un billet de groupe, souvent la nuit afin d'éviter les frais d'hôtel. Nous étions entassés dans un compartiment bourré de valises et de paniers appartenant à l'illusionniste. Trouver le sommeil relevait de l'exploit tant ça roucoulait dur dans les cages installées au-dessus de nos têtes. Six tourterelles passaient leur temps à engueuler un pauvre lapin souffrant d'une arthrite évolutive contractée dans son haut-de-forme à double fond. Un jour, lassé du vacarme et profitant de l'assoupissement relatif de mes camarades, je libérai le lapin dans le couloir du wagon. Quand le prestidigitateur découvrit l'évasion de son gagne-pain, il fonça dans les compartiments voisins.

— Vous n'avez pas vu un lapin, messieurs-dames ?

L'apparition était étonnante. Ayant l'habitude de rater ses tours, l'artiste ne prenait pas le temps d'enlever son smoking à l'issue de la représentation par peur de rater aussi son train. Il se déplaçait pratiquement toujours en tenue de soirée quitte à se changer dans les toilettes. Lorsqu'il fut parti à la recherche de son partenaire, j'enfilai un costume de lapin appartenant aux clowns et repassai dans les compartiments visités par l'illusionniste. J'ai vécu un moment délicieux en demandant aux gens ébahis :

— Vous n'auriez pas vu un prestidigitateur, messieurs-dames ?

Une autre fois, juste pour la beauté du canular, j'ai loué un uniforme de contrôleur chez un costumier de théâtre et, avec la complicité d'un copain aussi inconnu que moi à l'époque, nous avons semé la panique dans le Paris-Toulouse. Mon ami s'étant installé parmi les occupants d'un compartiment, j'arrivai, quelques instants plus tard, déguisé en employé de la S.N.C.F. pour contrôler les billets. En me tendant le sien, mon copain demanda, bien fort :

— A quelle heure arrive-t-on à Bordeaux ?

— Dix-huit heures cinquante, répondis-je, catégorique.

Une surprise effrayée éclata à l'unisson.

— Quoi ? Qu'est-ce que c'est ? C'est pas le train de Toulouse ?

— Ah, non, messieurs-dames, fis-je en vérifiant chaque billet. Vous êtes dans le Drapeau, pas dans le Capitole.

Il est très intéressant d'assister à un déboussolage collectif. Cela ressemble à une certaine forme de surréalisme. Avec quelques mots seulement j'avais créé un tableau vivant où les personnages en mouvement échappaient au contrôle de la raison sinon à celui de ma poinçonneuse.

— C'est pas possible ! disaient-ils en se regardant mutuellement avec une sorte de méfiance. On ne s'est pas tous trompés en même temps ?

— Faut croire, constatai-je dans une neutralité de bon ton.

Il ne restait plus qu'à trouver le véritable contrôleur avant l'équipe d'affolés afin de l'avertir de la présence d'un groupe d'handicapés mentaux dans le compartiment n° 6. Mon copain mit la main sur lui deux wagons plus loin.

— Ah, monsieur, l'informa-t-il, je suis médecin psychiatre et je conduis quelques malades à Toulouse. Ils croient tous s'être trompés de train. Lorsque vous allez les contrôler, soyez aimable de les rassurer avec douceur.

Je m'étais, évidemment, éclipsé pour enfiler un imper et planquer ma casquette dans un sac. L'employé fut assailli dans le couloir. Profitant de l'ambiance survoltée, je pus m'approcher sans danger et, de dos, accoudé à la barre d'apppui d'une fenêtre, j'entendis ce curieux dialogue :

— C'est un scandale ! disait un chauve à moustache. Qu'est-ce qu'on va foutre à Bordeaux ?

— Vous accrochez vos pancartes au hasard ? On a lu « Toulouse » sur les wagons !

— Et ma fille qui m'attend à la gare ! Je ne connais personne à Bordeaux, moi, se plaignit une dame.

Le contrôleur arborait son sourire le plus lénifiant. Paternel, il caressa même quelques épaules en donnant des petites tapes consolantes.

— C'est rien, c'est rien... On arrivera bien à Toulouse. Il faut se calmer... J'ai tout arrangé avec le docteur.

Il désigna mon ami qui gardait une prudente réserve.

— J'en ai rien à cirer qu'il soit docteur ! s'exclama le chauve. Il s'est pas gourré de train, lui, il a un billet pour Bordeaux.

— Mais oui, mais oui, rassura le cheminot, on le déposera à Bordeaux et on continuera jusqu'à Toulouse.

Les rôles se renversèrent d'un seul coup. Frappés d'étonnement devant les paroles incohérentes de ce contrôleur qui semblait ne pas se contrôler, les voyageurs le regardèrent avec une deuxième inquiétude qui augmenta la première. La dame demanda, sur la pointe des lèvres :

— Il est où, votre collègue ?

La question me fit prendre un risque inconsidéré. Pressentant une relance de l'action, je me retournai vers les réclamants.

— Je l'ai vu partir vers la queue du train, informai-je, le plus naturellement possible.

Un jeune cadre, dont la glotte proéminente était cravatée d'acrylique, me lança un coup d'œil tellement vif que je crus entendre un bruit de verre cassé provenant de ses lunettes.

— Mais... c'est vous ?
— Qui ça ? demandai-je, faux cul.
— C'est vous, le contrôleur...
— Moi ?
— Je ne crois pas, dit la dame, l'autre avait une casquette.

Persuadé d'être en présence d'un vrai groupe de malades qu'il ne fallait pas contrarier, c'est à ce moment que l'agent des chemins de fer fit dérailler la conversation en voulant réduire son allure.

— Ça dépend, fit-il, certains ont des bérets basques... Tout le monde va reprendre sa place et attendre bien gentiment l'arrivée à Toulouse où une belle voiture viendra vous prendre pour aller vous reposer...

Il ne put en dire plus. Les voyageurs en colère parlèrent tous en même temps dans le nez du pauvre homme en le menaçant de mise à pied, de plaintes et d'autres foudres de guerre. Profitant de la confusion générale, je filai en douce avec mon ami, heureux du gag accompli.

Chaque fois que je dois prendre l'avion, j'ai envie de faire mon testament, de doubler mon assurance-vie, d'embrasser toute ma famille et d'aller me confesser. Dès que je vois une hélice, j'ai des ratés dans le moteur. Bien sûr, cela ne va pas jusqu'à perturber mes fonctions sexuelles mais ça n'est pas l'avion qui me donnera l'idée de m'envoyer en l'air. Par prudence, j'ai toujours évité de me laisser draguer par une hôtesse navigante, j'aurais trop peur de ne pas décoller en bout de piste. C'est pour cette raison, qu'étant obligé de prendre souvent l'avion, j'ai mis au point une série de traitements médicaux qui me permettent d'oublier mes frayeurs aériennes. Lorsqu'on est coincé dans une carlingue, à huit mille mètres de hauteur, à la merci d'une durite oubliée a l'entretien, d'une porte mal refermée, d'une bombe dans une valise ou de la santé du pilote, on peut penser avec nostalgie au confort douillet d'un profond canapé devant un bon feu de cheminée. Voici, en vrac, les médications que j'ai mises au point et testées plusieurs fois avec succès. Elles permettent de diriger l'esprit du malade vers un point totalement étranger à l'ambiance qui le trouble et, par conséquent, de la lui faire oublier.

Ma première expérience a eu lieu sur un vol Paris-Nice dans les années cinquante. Cramponné aux accoudoirs au moment du décollage, tétanisé par le bruit des réacteurs qui bouffaient mon calcium, souffrant d'alcalose respiratoire due au manque d'air de l'habitacle, le cerveau repeint couleur trouille bleu foncé, je me demandais pourquoi je n'avais pas choisi le métier tranquille de fonctionnaire dans une perception de sous-préfecture. Emprisonné dans l'avion, je ressentais les vibrations de sa tôle dans tout mon corps raidi par la frousse. Lorsque le nez de l'appareil s'est enfin levé, le dossier de mon siège s'est couché sur les genoux du passager assis derrière moi. L'hôtesse est arrivée quelques minutes plus tard, se voulant rassurante.

— Ça n'est rien, monsieur ! L'avion est en fin de carrière, c'est son dernier vol !

L'opulente poitrine de la dame était penchée sur

mon visage de vieux bébé assoiffé de réconfort. Pour un peu, mes menottes auraient agrippé le sein le plus proche dans l'espoir d'y téter du whisky. La bienséance me poussa à remplacer le geste par la parole.

— Je voudrais un scotch...

— Nous allons passer dans un moment, répondit la nounou volante, ignorant mon malaise.

Elle m'aida à bloquer le dossier qui se débloqua à nouveau. En désespoir de cause, je restai allongé sur les genoux de mon voisin arrière. Gentiment, il accepta le coussin amortisseur proposé par l'hôtesse. Un trou d'air remit heureusement les choses en place : mon dossier trouva, tout seul, le seul cran sur lequel il resta définitivement fixé. C'est alors que, voulant chercher mes cigarettes dans mon sac de voyage, ma main rencontra le petit magnétophone dont je me servais pour enregistrer certains de mes sketches.

C'est à cet instant que le miracle se produisit. Il arriva sous la forme d'un projet subit qui se substitua dans ma pensée à la peur qui l'envahissait. Ce projet fut le médicament rêvé pour distraire mon cerveau et l'empêcher de penser à la catastrophe aérienne. Il me fallait du rire en pilule, en cachet, en ampoule, en comprimé, en sachet, en n'importe quoi pourvu qu'il soigne cette appréhension imbécile qui me sapait le moral. En sentant le magnétophone sous mes doigts, une jubilation intérieure me gagna. Le plan que j'étais en train d'échafauder était simple : pour les besoins d'un de mes numéros de music-hall, j'avais enregistré des cris d'animaux qui servaient de base sonore à mon texte parlé en direct. Cette bande magnétique étant dans un appareil à piles de petit format, je pouvais l'utiliser n'importe où. J'attendis donc que le commandant de bord nous donne la permission d'aller aux toilettes et, dissimulant le magnéto sous ma veste, je gagnai l'arrière de l'avion. A l'abri, je remontai la bande jusqu'au début de l'amorce vierge — ce qui permettait d'avoir un assez long moment de silence avant que l'enregistrement ne se fasse entendre — puis, après avoir vérifié que personne ne me regardait, je glissai rapidement mon magnéto sous le dernier rang de fauteuils après avoir appuyé sur le contact.

En retournant à ma place, j'avais l'impression de m'asseoir sur le trône de Dieu. J'étais le seul à connaître l'avenir immédiat de ceux qui m'entouraient.

Je me retournai vers ce gentil couple de petits vieux regagnant, peut-être, le modeste appartement acheté sur la Côte d'Azur à force d'économies et de points de retraite. J'avoue avoir ressenti un léger sentiment de culpabilité en les regardant couver ma bombe sonore avec des airs d'oiseaux innocents. Mes scrupules furent bientôt effacés par un « Ouah! Ouah! » retentissant. Toutes les têtes se retournèrent, d'autant plus surprises qu'il s'agissait d'un aboiement de gros chien, genre bull-dog. L'hôtesse lâcha son bar roulant et lança un coup d'œil surpris vers le fond de l'appareil. Comme tous leurs voisins, les petits vieux arboraient un sourire étonné. J'étais ravi. Ma peur de l'avion était remisée au grenier du paradis et j'attendais avec délices la fin des trente secondes qui séparaient le chien du chat.

— Miaaaaaou!

Ce coup-là, l'hôtesse reposa brusquement sa bouteille d'orangeade et fonça vers la source du bruit.

— Il y a des animaux par là? demanda-t-elle en balayant du regard les derniers rangs de sièges.

Quelques yeux ronds lui répondirent dans un silence négatif. Mes couveurs de bombe crurent bon de l'aider dans son enquête et c'est l'homme qui précisa :

— On dirait que ça vient de derrière.

L'hôtesse regarda les fauteuils sur lesquels ne reposait qu'une pile de journaux puis scruta un gros type qui lui souriait bêtement.

— Vous avez un chien, un chat ?
— Oui, répondit le voyageur.
— Où sont-ils ?
— A la maison !

J'étais comblé. Un confrère en rigolade prenait le relais. Pendant ce temps, la bande magnétique continuait son chemin en silence compte tenu des impératifs de son véritable emploi. Dans quelques instants, la basse-cour allait passer à l'offensive et, en attendant, les gens s'examinaient mutuellement avec une visible méfiance. Lorsque le coq chanta, l'hôtesse monta carrément sur ses ergots. Elle s'élança dans le couloir en s'appuyant sur les dossiers pour maintenir son équilibre et, à la faveur d'un léger trou d'air, arriva en queue de l'avion en décollant de la moquette. Des poules saluèrent sa performance avec un caquetage digne d'un élevage de Bresse.

— Voulez-vous vous lever, messieurs-dames ? dit-elle en stoppant net à la hauteur de la volière présumée.

Le couple s'extirpa de sa rangée et l'hôtesse, dirigée au son par un chœur de dindons, se mit à quatre pattes pour inspecter le dessous des sièges. Elle se releva, triomphante, en brandissant le magnéto qui, d'après ce qu'on pouvait entendre, était en train de pondre un œuf, encouragé par une armée de poules fatiguées par l'usure de la pile.

— C'est amusant, fit madame Air-Inter d'un air aussi pincé que les fesses d'une grenouille de bénitier.

Elle tendit l'appareil au petit vieux qui l'observa avec une curiosité silencieuse.

— C'est pas à nous, précisa la grand-mère en rougissant sous sa poudre.

— Ça ne fait rien, répondit l'hôtesse soupçonneuse, mais il faut arrêter ça tout de suite. Les animaux sont interdits dans les avions et les passagers peuvent être gênés.

Les passagers étaient surtout en train de se gondoler. A cette époque, ma « gueule » n'avait pas encore bénéficié de la publicité médiatique et personne ne songeait à me soupçonner. En revanche, les timides accusés furent visiblement pris pour des joyeux plaisantins qui meublaient leur retraite en perturbant les transports aériens. Jusqu'à la descente sur Nice, les voyageurs allèrent plus souvent aux toilettes qu'à l'habitude afin de passer devant le couple qui se ratatinait de plus en plus sous les regards curieux. Après l'atterrissage, profitant de l'encombrement habituel du couloir, je me faufilai vers mes victimes et, après avoir récupéré le magnétophone abandonné sur un siège, je leur dis, doucement :

— Excusez-moi. Je n'ai pas voulu vous faire une blague mais j'ai tellement peur en avion qu'il faut absolument que je m'occupe l'esprit.

Le bonhomme, c'était Mickey Rooney tout craché. Il me fila un coup de coude amical dans les côtes et, avec un œil en coin, me dit :

— Nous aussi, on préfère le plancher des vaches. Votre truc est épatant pour meubler les moments difficiles. D'habitude, ma femme me serre le bras pendant tout le voyage.

— C'est vrai, enchaîna la petite pomme ridée avec un sourire charmant, chaque fois que nous allons voir nos enfants à Paris, l'avion me fait battre le cœur. Cette fois-ci, on a pensé à autre chose.

Dans le hall de l'aéroport, pour les remercier de leur complicité involontaire, je leur annonçai que deux billets gratuits les attendraient au guichet du théâtre de verdure de Nice où je donnais mon gala du soir. Avant de nous séparer, la gentille dame se haussa vers mon oreille pour me dire avec une voix coquine :

— On va acheter un magnétophone !

> C'est gai, chez Monsieur. Au moins, chez lui, il y a de l'animosité.
>
> Ma bonne espagnole.

Le mal de mer

Avant de passer aux choses pas sérieuses, je veux citer quelques paroles d'une chanson de Marcel Amont. « Quel amer amour que l'amour en mer. L'amour en mer c'est la mort d' l'amour. L'amour en mer a des remous amers... »

J'ai pu vérifier l'évidence de cette constatation lors d'une croisière en Méditerranée. La compagnie maritime m'avait engagé en tant qu'animateur pour égayer les soirées dansantes sur un paquebot que quelques marins avertis surnommaient le « Gainsbourg » à cause de sa démarche titubante et sa facilité à absorber l'élément liquide.

Je ne sais pas si c'est la vue du port de Villefranche qui me donna envie de draguer mais, en faisant la queue pour les formalités douanières avant l'embarquement, je m'entendis débiter des banalités présexuelles à l'intention d'une petite femme superbement roulée qui se trouvait devant moi. A la façon dont elle se faisait tamponner le passeport on devinait déjà qu'elle n'était pas fragile de l'estampille. Le pessimisme de la météo donnant à penser que les plaisirs du pont seraient rares, j'attaquai ferme en vue d'une partie de cache-cache en cabine. Ma qualité d'animateur joua sans doute en ma faveur car la mignonne vint s'asseoir à côté de moi dans la chaloupe qui nous amenait au rafiot ancré au milieu de la rade. Pour être sûr qu'il n'y avait pas d'obstacle majeur à mes plans, je lui demandai si elle voyageait seule.

— Non, pouffa-t-elle dans des doigts bagués au zircon, Édouard m'accompagne !

J'allais remettre mes projets érotiques à la Caisse des dépôts et consignations quand elle fit glisser la fermeture Éclair d'un fourre-tout posé sur ses genoux. Dans une boîte en carton percée de trous, Édouard cassait la croûte avec un menu spécial-hamster.

— Vous savez que les animaux sont interdits dans les cabines, dis-je, espérant que le secret allait nous lier plus rapidement l'un à l'autre.

— Soyez gentil, ne dites rien, supplia la future fiancée du pirate.

C'est en regardant son joli derrière qui débordait un peu de la banquette que je m'entendis constater.

— Il est mignon...

— Vous viendrez le voir de temps en temps ? demanda-t-elle en rebouclant son hamster.

Sur les bateaux de croisière, la vie se déroule dans un assez luxueux univers carcéral. Avant d'embarquer, les volontaires se constituent d'abord prisonniers chez Havas ou au Club Med moyennant la remise d'un chèque dont le montant varie selon la qualité et la durée de la captivité. Entre les jours passés en mer — souvent monotones et parfois difficiles lorsque la tempête vous essore l'estomac au-dessus du bastingage — il y a les promenades de santé que les geôliers du tourisme marin appellent « Extensions ». Ce sont les sorties à terre pendant les escales.

Là, dès qu'on vous a lâchés du bateau, c'est la ruée vers les guimbardes exotiques qu'on appelle taxis ou les autocars climatisés par les courants d'air. Après deux cents kilomètres vers l'intérieur du pays on vous installe sur des mulets à Éphèse, des éléphants à Jaipur et des chameaux au Caire. Vous revenez dans votre cabine avec trois kilos de cartes postales, les pieds en marmelade et une furieuse envie de rentrer à la maison. Du moins, c'est ce que j'ai toujours personnellement ressenti après que mon désir d'évasion s'est calmé à moins de cinq milles des côtes françaises.

Les soirées de gala en mer font partie d'un autre genre de safari. Malheureusement la chasse y est presque impossible car le gibier n'est pas frais. Vu le prix des voyages, la faune n'est pas de la première jeunesse et l'âge des femelles suffit à fausser la ligne de mire d'un tireur normalement constitué. Personnellement, n'étant pas là pour traquer la biche mais pour l'amuser, je me contentais de remiser mon corps au fond des bois de mon lit une fois le spectacle terminé. Sauf le troisième jour de la traversée en question.

Je venais de lâcher une danseuse d'environ soixante-dix ans à laquelle je m'étais agrippé pendant un tango et, après quelques déviations d'itinéraire dues aux hoquets du bateau, je m'étais affalé dans un fauteuil. Ma voisine était la maîtresse du hamster.

— Comment va Édouard ? demandai-je, mondain.
— Pas bien, il a le mal de mer.

Peu de temps après, j'étais dans la cabine de la dame, au chevet de l'animal ratatiné dans un coin de sa boîte, le menton sur une carotte et le regard haineux.

— Il n'a pas de tourniquet ?

— Si, répondit-elle, en me tendant le petit cylindre à barreaux dans lequel je m'empressai de fourrer le raton baveur.
— Vous croyez que...

Si je croyais ? J'en étais sûr, oui ! Les paroles que je débitai sur l'incidence des perturbations météorologiques en haute mer sur le comportement des rongeurs d'Europe centrale étaient destinées à lui faire comprendre qu'elle avait de la chance d'être tombée sur un spécialiste. En tant que docteur ès hamster, je la rassurai. Pour lutter contre le mal de mer, le rat, qu'il soit d'Amérique ou d'égout, recherchait toujours l'objet mobile lui permettant de se dissocier du sujet déstabilisateur. Autrement dit, l'eau reste toujours horizontale même si l'on fait bouger le verre qui la contient.

Impressionnée par cet exposé scientifique, ma croisiériste préférée ne tarda pas à s'allonger auprès de moi afin de vérifier le phénomène de la gravitation selon lequel deux corps quelconques s'attirent avec une force proportionnelle au produit de leur masse. Malheureusement, Newton n'a pas pensé qu'il est impossible de faire l'amour quand on a envie de vomir. Après le baiser d'entrée en matière, la dame me regarda avec l'air de quelqu'un qui vient de trouver une mouche dans sa mayonnaise. Elle s'adossa à la cloison en s'accrochant à une étagère et murmura, le teint cireux :

— Ça va pas...

Il fallait se rendre à l'évidence. Avoir un corps étranger dans la bouche quand on a l'estomac au bord des lèvres ne facilite pas les rapports affectifs.

— Ça va pas, répéta-t-elle, faut que je me mette debout.

Une ou deux fois dans ma vie amoureuse, j'ai tenté de faire ça debout mais l'expérience s'est toujours terminée par un dérapage. Il était exclu de la renouveler dans ces conditions. Le plancher du bateau me donna raison en descendant brusquement sur bâbord. Je rattrapai la dame par la ceinture de sa robe juste avant qu'elle ne donne de la tête contre la porte de la salle de bains. Un deuxième coup de tabac me renvoya en arrière et j'allai m'asseoir dans une coupe de fruits posée sur la table de nuit, suivi de près par ma partenaire qui arriva sur moi les bras tendus. C'est après avoir reçu son poing dans l'œil que je décidai de mettre fin à nos relations. Bafouillant une formule de politesse, je m'échappai dans la coursive, mais je me souviendrai toujours de l'étrange tableau que je contemplai en refermant la porte de la cabine. Une petite femme livide se retenant à la poignée d'un hublot, les yeux fixés sur une commode où trônait un hamster en pleine forme, presque souriant, protégé du mal de mer par son tourniquet stabilisateur.

Lorsque, enfant, j'avais mal quelque part, ma mère me disait : Pense à autre chose. Facile à dire! objecterez-vous. Eh bien non! Il y a des cas où certains bobos sont plus psychiques que physiques et facilement traitables par le mépris ou la distraction de l'esprit. Ce livre tend à donner quelques exemples généraux dans des circonstances évidemment particulières mais qui, je pense, ont le mérite d'orienter le patient vers une médecine plus philosophique. Oh! bien sûr, cela dépend de la gravité du mal. Le type qui vient de passer sous un rouleau compresseur ne se dit pas : « Tiens, ça me rappelle qu'il faut que j'achète une carpette. »

Si ce chapitre est intitulé « Le mal de mer » cela ne veut pas dire que ce qu'il relate n'est applicable que sur les flots. C'est à chacun d'avoir l'imagination nécessaire pour adapter les exemples donnés aux occurrences de la vie. En sachant bien que ce qui peut venir à bout du mal de mer peut *tout* combattre.

J'ai eu la chance de participer à l'une des dernières croisières du *France,* ce fabuleux paquebot éperonné par la bêtise des hommes, et le mal de cœur qu'il m'a fait connaître était peut-être le début de la peine que j'ai ressentie quand il nous a quittés. Une sorte de malaise indéfinissable venait de me tomber sur le moral au large de la Yougoslavie. La mer Adriatique s'était démontée dès l'arrivée du navire dans le golfe et, pendant plusieurs jours, je restai dans un état dépressif. Était-ce le fait des lents mouvements dus à l'imposante masse du bateau ? Je ne sais pas. J'étais triste, c'est tout.

Vous me connaissez. Au bout de quelque temps, il me fallut d'urgence un médicament approprié. Devinant que l'infirmerie du navire ne pourrait pas me donner satisfaction, je cherchai un remède dans l'arrière-boutique de mon imagination quand je surpris, par hasard, une conversation entre le commissaire du bord et un passager qui se trouvait être mon voisin direct de cabine. J'avais déjà, plusieurs fois, rencontré ce bonhomme dans les coursives, la salle à manger, le salon, sur les ponts... Toujours, je l'avais entendu se plaindre de quelque chose. La viande était trop cuite, le thé trop froid, la musique trop forte, le vent trop violent, le soleil trop chaud, etc. Bref, il faisait partie de cette cohorte de rouspéteurs qu'on rencontre souvent dans les déplacements communautaires. Le commissaire, patient, écoutait le plaignant.

— ... et en plus, à la salle à manger, j'ai le dos dans le sens contraire de la marche. Si je m'adresse à vous, commissaire, c'est pour que vous interveniez auprès du maître d'hôtel.

L'officier, patient comme tous les vrais marins, tenta de lui démontrer courtoisement que le *France* n'avait rien d'un tortillard de campagne et que la haute mer offrait peu de points de repère capables de lui démolir le foie.

— Je vais quand même essayer de vous faire déplacer, conclua-t-il pour se débarrasser du roquet.

Sachant qu'il avait plusieurs fois demandé audience au commissaire pour lui faire part de doléances diverses, je pris la décision de lui créer d'autres motifs de plainte. Mais il me fallait donner dans l'énorme pour que le spectacle de sa révolte soit valable.

Lorsqu'on est engagé en tant qu'artiste sur un paquebot, les relations, avec certains membres de l'équipage, prennent un caractère confraternel et parfois amical. Je n'eus donc aucun mal à obtenir, grâce à la complicité d'un cuisinier, une demi-douzaine de crevettes vivantes provenant des extraordinaires réserves de grande bouffe dont s'enorgueillissait la compagnie. Un assistant du concierge principal me prêta un passe-partout avec lequel j'ouvris la cabine du mauvais coucheur et, pendant qu'il fulminait quelque part, je mis les crevettes dans sa baignoire avec un peu d'eau. L'oreille aux aguets, j'attendis chez moi. Il arriva vingt minutes plus tard... Des paroles bruyantes et confuses me parvinrent bientôt à travers la cloison et, me doutant qu'il allait appeler le garçon de cabine, je guettai celui-ci dans la coursive. Je lui barrai le chemin avant qu'il ne frappe chez mon voisin.

— Vous avez vu ça ? lui dis-je en souriant.

Le garçon regarda le bigorneau également récupéré à la cuisine et qui se trouvait au creux de ma main.

— Oui, c'est un bigorneau, fit-il, l'œil mort.

— D'accord, mais je viens de le trouver dans mon lavabo. C'est normal ?

— Je ne comprends pas, monsieur. Le ménage a été fait ce matin...

— Il a dû ramper de la cuisine jusqu'ici, observai-je en faisant mine de regagner mes pénates.

— C'est possible, monsieur, abonda le garçon en m'observant avec une curiosité prudente.

Il frappa à la porte du râleur tandis que je laissai la mienne entrouverte. L'employé fut cueilli dans la coursive par une voix tonitruante.

— Qu'est-ce que c'est que ça ?

— On dirait une crevette, monsieur.

— C'est une crevette ! Vous savez où je l'ai trouvée ?

— Non, monsieur.

— Dans ma baignoire !

— C'est curieux, enchaîna le garçon toujours stylé, le monsieur d'à côté a trouvé un bigorneau dans son lavabo.

Le bonhomme sortit de ses gonds et de chez lui en même temps.

— Et celui d'en face, il a trouvé un requin dans ses chiottes ? hurla-t-il. Vous vous foutez de moi ?

J'en profitai pour sortir à mon tour. Le type s'avança vers moi avec la crevette entre le pouce et l'index.

— Vous avez trouvé un bigorneau chez vous ?

— Oui, répondis-je avec naturel. Il arrive que par gros temps les crustacés remontent dans les tuyauteries. C'est un phénomène d'aspiration qui concerne les bateaux fabriquant eux-mêmes leur eau douce en puisant dans la mer.

J'accompagnai cette explication de mon plus beau sourire, cette risette de haut de gamme qui découvre mes dents, fait fondre le téléspectateur et rend jaloux Patrick Sabatier. Je demandai l'appui du garçon de cabine.

— N'est-ce pas ?

— C'est possible, monsieur, dit-il, se foutant éperdument de ce qu'un bateau pouvait pomper dans les fonds marins. Puis-je débarrasser monsieur de sa crevette ?

Le voisin lui donna la bestiole d'un air dégoûté et se retourna vers moi, calmé.

— Ils devraient mettre des filtres dans les canalisations. J'en parlerai au commissaire.

C'est le but que je poursuivais. Je n'ai pas assisté à la conversation qui eut probablement lieu entre les deux hommes mais j'imagine aisément l'étonnement du commissaire quand le rouspéteur lui conseilla de modifier la plomberie du bateau pour éviter la remontée des crevettes dans les sanitaires.

Le lendemain, j'utilisai à nouveau mon passe-partout pour boucher le lavabo de mon voisin avec deux palourdes. Peu après, il fonçait comme un fou en direction du bureau du commissaire. Le soir, au bar du grand salon, je pris un verre avec l'officier qui m'honorait de sa sympathie et lui avouai être l'auteur de cette plaisanterie. Cela le fit beaucoup rire.

— Si vous l'aviez vu, avec ses palourdes ! me confia-t-il. A ce train-là, j'aurai bientôt un plateau de fruits de mer sur mon bureau. Mais n'allez quand même pas trop loin, le pauvre homme est apoplectique et j'ai la responsabilité des passagers.

Avant de me quitter, il me dit à l'oreille :

— Vous n'avez pas essayé les sardines à l'huile ?

Pendant quelques jours, je dois dire que j'ai hésité. Les sardines à l'huile étaient très séduisantes mais dangereuses pour la crédibilité. Je ne pus tout de même résister à la tentation de bloquer les W.-C. de l'emmerdeur avec une boîte de maquereaux au vin blanc après avoir attendu le dernier jour de la croisière. Le scandale fut étouffé par la fièvre du débarquement, ce moment étonnant où l'on oublie le silence de la mer et la poésie des grands espaces pour se précipiter sur un plancher des vaches aux lattes pourries, le passeport et le ticket de taxi à la main, la trouille de la douane dans la tête. C'est l'instant où l'on fait du saute-mouton sur les valises encombrant le pont en se demandant si on va les retrouver à la remise des bagages.

Je rencontrai le bonhomme en sortant de ma cabine. Appareils photographiques en bandoulière, jumelles autour du cou, objet d'art oriental sous le bras, deux sacs à la main et la fureur aux lèvres, il m'éclata dans la figure.

— C'est une honte ! Au prix qu'on paie, se faire traiter comme ça ! Croyez-moi, le *France* n'ira pas loin !

Il avait raison, mais pour d'autres raisons.

Durant toutes les croisières que j'ai pu faire après celle-ci, entre mon travail artistique sur scène et les machinations ourdies en coulisses, j'ai pratiquement oublié de me soucier du mal de mer. En revanche, celui des autres m'inspirait une certaine pitié. Je me souviens de ces deux vieilles filles qui logeaient dans une minuscule cabine double, au dernier pont, le moins cher, juste au-dessus des machines. Deux charmantes mémés qui s'étaient connues au début du siècle dans un bureau de poste où elles étaient copines de boulot. Pendant des années, économisant sou par sou, elles avaient enfin pu se payer la croisière de leur rêve vantée par leur journal préféré, *Le Petit Écho de la mode :* « SÉJOUR ENCHANTEUR EN MÉDITERRANÉE ». Entre l'achat des billets et le jour du départ, elles avaient consacré leurs soirées à la confection de deux robes du même ton à l'aide de coupons de satin datant de l'époque des Arts déco et probablement conservés avec soin dans une armoire ancienne.

Le soir du cocktail de bienvenue à bord, traditionnellement offert par le commandant, elles étaient là, toutes timides. J'eus l'impression de voir deux petites filles de quatre-vingts ans, le matin de Noël, devant la cheminée d'un château. Celle qui était sans doute la plus audacieuse s'avança vers moi.

— Vous ne pouvez pas savoir, monsieur Sim, à quel point nous sommes heureuses de faire ce voyage avec vous. Nous vous suivons depuis l'époque de M. Jean Nohain, n'est-ce pas, Mélanie ?

Mélanie me fit un sourire.

— Oui, oui, Annette.

Je sus tout de suite qu'Annette et Mélanie allaient être mes protégées durant la croisière. Elles n'étaient pas comparables aux faux-riches qui se pressaient autour du commandant. Je levai mon verre à leur santé.

— A votre voyage, mesdames.

Annette lança un coup d'œil à son amie et rectifia en riant.

— ... Mesdemoiselles.

— Oh, excusez-moi, fis-je, complice. Dans ce cas-là, je pourrai vous faire la cour.

Je crois être resté en leur compagnie durant toute la réception. Deux coupes de champagne les avaient rendues un peu pompettes et Mélanie, oubliant un peu sa réserve, se révéla faire partie de mes fans inconditionnels.

— Nous serons au premier rang pour votre gala, me confia-t-elle, les yeux pétillants.

Elles ne savaient pas encore que le mal de mer allait les clouer sur leurs couchettes du départ à l'arrivée. De temps en temps, lorsque nous voguions sur l'huile, je les voyais au bout du pont-promenade, allongées sur des chaises longues.

— J'espère que nous serons remises pour votre spectacle, n'est-ce pas, Mélanie ?

Mélanie ne souriait plus.

— Oui, oui, Annette.

Je donnai mon spectacle sans elles. La Méditerranée n'aimait pas les vieilles dames et cela me chagrina beaucoup. Pour une fois, j'oubliais les blagues envers mon prochain et je sentais qu'il me fallait faire quelque chose pour mes prochaines. La veille de notre retour en France, je descendis dans leur cabine à l'heure du thé. Elles étaient couchées, le dos calé sur l'oreiller, le teint pâle, une tasse de camomille à la main.

— C'est gentil de venir nous voir, n'est-ce pas Mélanie ?

Mélanie essaya de sourire.

— Oui, oui, Annette.

Si offrir vaut mieux que ce qu'on offre alors j'ai été heureux pendant une heure. Mon pianiste entra derrière moi avec un synthétiseur portatif et je frappai les trois coups. C'était la première fois que je jouais pour si peu de personnes mais la métamorphose de celles-ci me prouva — s'il en était encore besoin — que je faisais le plus beau métier du monde : guérir l'âme pour un instant.

Il y a ce qu'on appelle les bonnes idées et les mauvaises idées. Mais, ce qui me comble, me ravit, me fait beaucoup rire, c'est la fausse bonne idée. Les pionniers de l'aviation, ces merveilleux fous volants, en sont l'image parfaite. Ils ont passé leur vie à préparer des engins compliqués qui ont englouti leur fortune pour se casser la gueule en deux secondes. Bien entendu, s'ils n'avaient pas montré ce qu'il ne faut pas faire, nous n'aurions jamais connu le Concorde. Non, ce qui me fascine, c'est la construction compliquée d'un échafaudage qui permet de ne rien atteindre, ce sont les moulins à vent de Don Quichotte.

A ce sujet, la démarche des clients d'une fameuse croisière gastronomique à laquelle je participai en tant qu'amuseur me paraît être une excellente application de la fausse bonne idée. La recherche du plaisir total étant une des principales occupations de l'homme, les organisateurs de ce safari-bouffe n'eurent aucun mal à vendre leurs billets aux amateurs de sensations gastro-maritimes. Tout était réuni pour que les croisiéristes soient satisfaits. Un superbe bateau, un périple alléchant, les plus grands maîtres queux aux fourneaux et un parfait programme de réjouissances annexes. On pouvait croiser sur les ponts, dans les coursives, aux salons, les grands patrons de la cuisine, Bocuse, Lenôtre, Verger, Guérard, Girardet, etc. Rien qu'à voir leurs toques blanches se profiler sur l'horizon bleuté de la Méditerranée, on avait les papilles en robes du soir et l'estomac en smoking.

A mon grand regret, je n'ai jamais eu un appétit d'enfer. Comme tout le monde, j'ai faim quand mon organisme demande du carburant mais je suis presque rassasié à la vue d'un menu touristique. Je le regrette vivement car je n'ai jamais reculé devant un fromage qui avance mais, pour bien en profiter, il me faut éviter les préliminaires trop nombreux.

La croisière dura une semaine. Chaque jour, un chef différent tenait la queue de la poêle et, du petit déjeuner au souper de minuit, traitait les passagers avec munificence. Le matin, un somptueux breakfast arrivait dans les cabines sur un plateau d'argent. Ce qu'il supportait aurait suffi à nourrir une cargaison de boat-people. Thés de Ceylan, de Chine, de Formose, cafés du Brésil, d'Arabie, de Côte-d'Ivoire, chocolats en tous genres, des œufs, du jambon, des fromages, des petits fours, des croissants, des brioches, etc. Au milieu de tout ça, des fleurs, des dentelles ainsi que les menus du déjeuner et du dîner. Ne parlons pas du champagne. Il suffisait de tendre la main à toute heure du jour et de la nuit et une coupe était entre vos doigts . A peine sortis du petit déjeuner, les gastronomes flottants fonçaient sur le Dom Pérignon cuvée spéciale. Ça pétaradait dans tous les coins du bateau à la santé des gourmets. Il fallait en avoir ! Le déjeuner commençait à treize heures et se terminait vers quinze.

Les plus prudents allaient digérer dans leurs cabines ou sur les ponts, au grand air. Les autres, les intrépides de la fonction biliaire, les aventuriers de la dyspepsie, se retrouvaient au bar pour analyser l'armagnac en attendant le five o'clock.

A dix-sept heures, on remettait le couvert pour le thé et les petits gâteaux. Ceux qui s'étaient reposés repeignaient leurs toasts à la confiture pendant que les amateurs de bulles continuaient au champagne pour éviter les mélanges.

A vingt heures, ça repartait comme en quarante. D'autres merveilles de l'art culinaire arrivaient sur les tables et les mandibules se remettaient en marche jusqu'à vingt-deux heures environ. Je me souviens du clou de la « journée Bocuse », une soupe aux truffes présentée dans une petite soupière en croûte cachant les diamants de la cuisine sous son délicieux chapeau. Le chef lyonnais avait créé cette merveille pour un repas de l'Élysée, sous la présidence de Giscard d'Estaing et, ce soir-là, sur le bateau, le roi Bocuse était le cousin de tout le monde.

Amusements, spectacles, danses, musiques faisaient patienter jusqu'au buffet de minuit que les uns atteignaient debout et les autres, à quatre pattes ou à plat ventre. Je reverrai toujours ce gros type en smoking blanc avec une tête rouge et un nœud papillon bleu. Adossé au bastingage, levant son verre à la santé des cuisiniers, il personnifiait le drapeau de la Grande Bouffe.

C'est maintenant qu'il faut revenir à la fausse bonne idée évoquée précédemment. Comme pour toutes les croisières de ce genre, qu'elles soient théâtrales, musicales, littéraires ou autres, c'est le thème proposé à la clientèle qui aide à la vente. Le seul plaisir de se promener en bateau sur les flots bleus ne suffisant plus, les compagnies de navigation provoquent le réflexe d'achat en proposant des réjouissances supplémentaires. Dans ce domaine, les Américains sont champions. Après des études de marché, ils ont poussé l'originalité jusqu'aux croisières érotiques et même homosexuelles. Je vois d'ici le bateau tortillant de la poupe en faisant « tut... tut... » et le commandant en bas résille. La fausse bonne idée — j'y arrive — c'est l'amateur de bonne chair qui l'a eue, en pensant qu'il allait faire ripaille dans un décor de rêve. Le lendemain de notre départ, la mer devint houleuse et pour un certain nombre de passagers la fête fut vite terminée et l'investissement irrécupérable.

A part les voraces qui avaient l'estomac en béton et l'oreille interne d'excellente qualité, j'ai vu des malheureux à l'eau minérale et au bouillon de légumes. Les plus entêtés venaient tout de même à table. Le visage couleur de la nappe, ils fixaient les mousses de foie gras sans y toucher, regardaient passer le faisan en salmis sans le voir et se levaient au milieu du repas, abandonnant les délices qu'ils avaient déjà payés après la lecture du dépliant de l'agence de voyages.

Cette croisière fut, malgré tout, une réussite pour les organisateurs et certains participants. Parmi ces derniers, ceux qui me semblèrent en avoir le mieux profité fut un groupe de Hollandais occupant la table voisine de la mienne. Toujours à l'affût d'une blague capable d'amoindrir le malaise latent dont j'ai toujours souffert sur un engin flottant, je pris les Van de Quelquechose dans mon collimateur. Avec la complicité de mon vieil ami Michel Gaillard, maîtreanimateur sur paquebots en tous genres, je mis au point la duperie qui va suivre.

Près de chaque couvert se trouvait le menu du repas, véritable document que les convives emportaient en souvenir. Établis aux sceaux des grands patrons de la gastronomie qui nous prenaient en pension, calligraphiés à la plume avec des enluminures, on les lisait, la gourmandise à l'œil et l'eau à la bouche. Les Hollandais en question, ignorant totalement la langue française, récupéraient ces œuvres d'art au début des agapes et les mettaient précieusement de côté. C'est en les voyant agir ainsi que j'eus l'idée de trafiquer leurs menus. Michel Gaillard me présenta au dessinateur qui officiait sur le bateau et à qui je fis part de mon projet. Je tombai heureusement sur un joyeux drille qui me confia des menus décorés mais vierges de toute indication. Il ne me restait plus qu'à y inscrire des noms de plats au gré de ma fantaisie et remplacer discrètement les vrais menus par les faux. C'est ainsi que les Hollandais, à chaque repas, eurent devant leurs yeux innocents une liste relevant beaucoup plus de la cuisine d'hôpital que de la gastronomie française.

Radis beurre
Saucisson sec
Jambon purée
Salade de tomates
Compote de pommes

Je me suis régalé devant le spectacle de ces Bataves ayant au palais le goût de la soupe de truffes de Bocuse en étant persuadés que cela s'appelait Radis beurre. Vous voyez le malentendu quand, en visite en

France, les Van de Quelquechose pensant se régaler d'une soupe aux truffes commandent un radis beurre ? Ne doivent-ils pas s'énerver lorsqu'ils veulent manger des écrevisses à la Nantua et qu'on leur donne un jambon purée ?

Souvent, un complice extraordinaire est venu me prêter main forte lorsque je manquais d'idées : le hasard.

Restons en croisière pour évoquer le souvenir d'un scénario digne des films comiques du temps du muet dans lequel ma femme Marie-Claude tient un rôle important. Laissons-le se dérouler sur le mode présent afin que l'action ne soit pas ralentie par le frein de l'imparfait.

Dans une église de Jérusalem, nous marchons à la file indienne, ma femme et moi, au milieu d'un groupe de touristes. Ce sont des compagnons de croisière. Nous avons laissé notre bateau à Haïfa et depuis trois jours on ne se quitte plus. Le type qui est devant moi est sec comme un sarment de vigne. La soixantaine osseuse, cinquante kilos, petit, il me ferait penser à un vieux teckel à poil ras s'il n'avait pas son panama sur le crâne. Des lunettes rondes empêchent que son chapeau ne lui tombe sur les yeux et, comme il marche toujours le nez en l'air, sa femme lui donne constamment la main. Il est déjà tombé trois fois. Vous me direz qu'à Jérusalem ça n'a rien d'anormal mais lui, c'est par distraction. La première fois, il a loupé un trottoir en admirant une gargouille à Capharnaüm, la deuxième fois, il s'est pris les pieds dans une grille d'égout à Tel-Aviv et, la troisième fois, il a glissé sur une peau d'orange en descendant de l'autocar. Personne n'a encore remarqué la trappe

ouverte sur le marbre usé de cette sombre église que nous visitons. Sauf le petit démon qui fait trébucher le teckel à lunettes. C'est fait!
— Ouaah!...
Il vient de disparaître dans le trou. Sa femme regarde avec étonnement sa main vide de tout mari, se penche sur le trou noir et crie.
— Lucien!
Une voix fluette vient des profondeurs.
— Oui?
Nous sommes tous courbés au-dessus de la trappe dans l'attente d'informations complémentaires. Ma femme prend la direction de l'équipe de secours.
— Ça va, monsieur?
Le chapeau de paille arrive en premier. Dix bras se tendent pour relever le spéléologue qui nous sourit, les lunettes légèrement décadrées.
— Ça va? insiste Marie-Claude. Je vous ai vu tomber, vous m'avez fait peur.
On le récupère, le tâte, l'époussette. Sa femme lui happe la main pour éviter la récidive.
— Je ne suis pas tombé, précise-t-il avec dignité, je suis descendu.
Comme d'habitude, il est indemne. La visite de la ville se poursuit par une halte à la mosquée d'Omar, au Saint-Sépulcre où nous évitons de le lâcher au-dessus de l'entonnoir qui conduit au tombeau du Christ. L'excursion se termine devant le mur des Lamentations dont on l'éloigne pour ne pas qu'il s'y cogne la tête.
Nous regagnons Tel-Aviv pour y passer la nuit et c'est en arrivant à l'hôtel que Marie-Claude se fait une entorse sur la chaussée en réparation. Le soir, je suis au chevet de ma femme pendant que le

teckel danse, enlacé par la sienne, au son de l'orchestre du palace.

Il y a des gens comme ça qui traversent la vie sur un fil avec des chaussons mouillés. Ils passent leur temps à déraper mais se retiennent toujours avec les dents ou restent accrochés par un bouton de leur veste. Dans ces cas-là, je crois que la chance est supérieure à leur adresse et, s'ils remontent sur la corde raide c'est peut-être grâce à saint Christophe qui les rattrape toujours par le fond du pantalon. Dans ma famille, il y avait une vieille tante de ce genre. Née avant terme, elle a passé ses premières semaines dans une couveuse et en est sortie pour choper toutes les maladies infantiles possibles. En mille neuf cent quatorze, les Allemands ont bombardé la maison de ses parents pendant qu'elle était de nouveau à l'hôpital, sauvée par une typhoïde. Mariée à dix-huit ans avec un couvreur qui l'a faite veuve à vingt-cinq en tombant du toit et en lui laissant quatre mômes. En quarante, quand les Allemands sont revenus, elle est partie de la poitrine pour rester en sana jusqu'à la Libération. Pour elle, les hostilités ont continué bien au-delà. Une série interminable de catastrophes ont jalonné son existence et après s'être cassé la tête pour subsister pendant des années, elle s'est cassé le col du fémur en deux secondes pour tirer sa révérence à l'adversité. Elle est morte pendant sa convalescence, en dormant. Elle avait tout de même quatre-vingt-treize ans !

Mais, comme disait maître Pathelin, revenons à nos moutons. Nous retrouvons notre bateau à Haïfa et je pousse Marie-Claude dans un fauteuil roulant que l'infirmerie du bord nous a prêté. Au hasard de nos promenades sur les ponts, nous croisons quelquefois le teckel au panama qui se retourne pour nous saluer en frôlant une manche à air de l'oreille ou en rasant un serveur encombré de vaisselle. Il est impeccable ce type ! Je viens de le voir mettre un pied dans le vide en haut de l'escalier du pont supérieur et pourtant il est à nouveau devant nous quelques instants plus tard, souriant.

— Ça va, madame Sim ?

— Ça roule, répond ma femme dans sa petite voiture.

Elle ne croyait pas si bien dire. Le paquebot a repris le large après le déjeuner et nous nous sommes installés au bout du pont-promenade pour une sieste digestive. Je suis installé sur un transat, le chapeau de toile sur les yeux et la main sur l'accoudoir du fauteuil roulant de Marie-Claude. Pendant que nous somnolons, le bateau se réveille. Il est pris d'une sorte de hoquet et le plancher abandonne sa position horizontale. La torpédo de ma femme démarre comme à Montlhéry. Je crie.

— Le frein ! Mets le frein !

— Où est-il ? répond mon invalide préférée en baissant la tête vers les mécanismes.

Je vois avec terreur la table de ping-pong, dressée à l'autre bout du pont, se rapprocher dangereusement. Je hurle.

— Attention !

C'est fait. Marie-Claude vient de prendre le bord de la table là où elle met généralement ses bigoudis et le bateau se cabre dans l'autre sens. Le fauteuil repart en arrière et moi, en avant. Je le stoppe d'autant plus facilement qu'une de ses roues vient de grimper sur mon pied. Nous échangeons des points de vue tout à fait personnels en forme de gémissements uniquement préoccupés par nos douleurs respectives. Pendant que Marie-Claude se masse le crâne, je me triture les orteils d'une main en retenant sa chaise de l'autre. Ni elle ni moi n'avons vu s'approcher le teckel à lunettes. Sa voix nous cueille au moment où nous entrevoyons la fin de nos tourments physiques.

— C'est la distraction, dit-il. Quand on voyage on a souvent l'esprit autre part.

Si j'avais eu une trappe à ma disposition je l'y aurais enfoncé avec plaisir avant d'aller me plaindre à saint Christophe. Nous avons regardé avec réserve le petit monsieur et, d'un seul coup, le rire, le grand, le beau, celui qui calme et guérit, nous est tombé dessus comme une douche apaisante.

A propos de tangage et de roulis, ceux qui n'ont jamais assisté à une soirée dansante à bord d'un bateau secoué par la mer, ignorent tout du burlesque. J'ai toujours en mémoire cette sauterie organisée près des côtes du Brésil où nous avons eu l'impression de danser dans un shaker agité par Neptune lui-même. Quelques jours avant, l'équipe d'animation avait proposé un bal costumé et les passagers s'étaient employés à confectionner leurs travestissements dans le plus grand mystère. Des fournitures diverses avaient été mises à leur disposition dans un local réservé et, durant le temps qui nous séparait de la fête, ce fut l'empoignade de ces dames au-dessus des cartons bourrés de papier crêpon, de rubans, de tissus chamarrés, de chapeaux, de fausses moustaches, de faux nez, etc. Ça picorait dur dans les bacs à fringues et les futures danseuses ressemblaient à un élevage de poules affamées. Une mer d'huile protégea les préparatifs jusqu'au premier coup de cymbales. Il est possible que le bateau ait pris cela pour une invite car c'est lui qui se leva en premier pour ouvrir le bal avec une sorte de valse lente, légèrement chaloupée. Le balancement n'étant pas trop grave, deux pingouins s'élancèrent sur la piste, bientôt suivis par une vieille Colombine, un Pierrot bedonnant, deux Napoléon étonnés de se rencontrer et quelques autres travestis indéfinissables.

L'orchestre venait d'entamer *La Comparsita* quand un choc brutal déséquilibra le corps de ballet. L'océan faisait un solo de batterie sur la coque du navire. Prudemment calé dans un fauteuil, je vis les danseurs obliquer vers babord avec un ensemble digne des plus belles créations de Serge Lifar puis, après quelques improvisations, revenir à tribord avec la même homogénéité. Le premier qui fit preuve d'indépendance fut une sorte de martien dansant avec une pintade. Pour se maintenir debout, il se retint à la perruque d'un mousquetaire qui venait de le doubler, partit la tête en avant avec les tifs dans la main et enfonça son antenne dans le panier d'une marquise en crinoline. La pintade, esseulée, se retrouva dans les choux. Pas pour longtemps car le bateau versa dans le sens contraire et la volaille alla se déplumer le croupion contre les sièges en bord de piste.

Les musiciens, respectant le Code de la mer préconisant la musique dans les circonstances difficiles, jouaient contre vents et marées. Le pianiste, beaucoup plus accroché à son instrument qu'à ses doubles croches, tapait au hasard sur son clavier pour faire, de *La Comparsita,* un chef-d'œuvre de la musique cacophonique. A une autre secousse du bateau, l'accordéoniste glissa de sa chaise en heurtant le joueur de saxo qui lâcha sa tétine et le batteur en profita pour filer un coup de maillet à côté de son tambour.

— Ça va être marrant, m'informa le serveur qui venait de verser ma bière dans la tasse à café du voisin.

L'adjectif était faible. Ça n'était pas marrant mais désopilant. Les deux pingouins du début arrivèrent près du petit groupe assis dont je faisais partie et, emportés par leur élan, s'affalèrent à plat ventre sur le dossier du canapé qui me faisait face. L'un d'eux donna du menton sur la table, au milieu des soucoupes, après avoir accroché l'élastique de son faux bec à l'oreille de ma femme, toujours présente dans les bonnes occasions. Mon voisin de droite se leva d'un bond pour éviter de prendre le deuxième palmipède en pleine tronche et son épaule heurta le plateau du serveur.

Ce fut un grand moment. Sur fond de tango, avec accompagnement de vaisselle brisée, j'ai assisté à une magistrale démonstration chorégraphique d'avant-garde qui aurait fait pâlir de jalousie le Bolchoï, Rudolf Noureev, le marquis de Cuevas et même Francis Lopez. Personne n'aurait eu l'idée de ces entrechats futuristes, de ces jetés-battus, de ces figures improvisées qui firent, de ce soir-là, l'un des plus beaux moments de la danse contemporaine.

Pour clore ce chapitre concernant le mal de mer, j'ai voulu retenir deux autres concours de circonstances dont, seul, le hasard est responsable. Quel merveilleux plaisantin ! Il peut vous attendre au coin de l'ennui pour vous offrir les fleurs de l'inattendu et mettre son grain de sel dans la fadeur du moment.

Nous étions en pleine mer, entre la France et l'Amérique. Les longues traversées ne sont pas de tout repos pour les animateurs qui doivent meubler les soirées des passagers et les galas succèdent aux galas. J'avais ouvert les festivités avec mon numéro et tout s'était bien passé grâce à une mer presque étale mais il n'en fut pas de même pour mon camarade Marcel Mouloudji, autre vedette de la croisière. Le deuxième soir, la mer se fâcha dès son entrée en scène. Il dut faire son tour de chant en se retenant à un pilier du salon et, au teint verdâtre de son visage, on sentait que le petit coquelicot perdait ses pétales. Tout le talent de Mouloudji et de Prévert ne fut pas suffisant pour retenir les spectateurs jusqu'à la fin du récital. Entre chaque chanson, des groupes se levaient, blêmes, vacillants, soucieux de regagner leurs cabines. Admiration et solidarité professionnelle confondues, je restai présent malgré la moulinette qui me remuait l'intérieur et ne tardai pas à m'en féliciter.

Mouloudji venait d'entamer une chanson pleine d'humour faite de lieux communs volontaires et de banalités choisies qui disait à peu près ceci : Y'a plus d'enfants, y'a plus d' morale, y'a plus d' bon pain, y'a plus d' folie, y'a plus d' travail, etc. Tous les clichés de la concierge y passaient pour en arriver au refrain qui prit, à l'instant précis, une valeur énorme, un ton irrésistible.

— Tout fout l' camp, tout fout l' camp, tout fout l' camp, chantait Moulou, pendant que les derniers spectateurs se levaient, insensibles aux regrets de l'artiste.

Il me regarda, l'œil frisé par une envie de pouffer. Oubliant le malaise dont il était également victime, il termina la chanson en reprenant des couleurs.

— Y'a plus d' confiance, y'a plus d' bonne viande, y'a plus d'argent, y'a plus d'amour...

— Les trois personnes qui restaient se levèrent avant la fin. J'étais tout seul, mort de rire, devant Mouloudji qui improvisa le dernier vers à mon intention sur un superbe arpège du pianiste.

— Y'a plus personne ! Heureusement qu' t'es là !

Au cours d'une autre croisière, dans des conditions similaires, une chanteuse — qui avait l'âge aussi avancé que ses dents du dessus et dont je tairai le nom pour ne pas nuire à son dentiste — proposait un récital dédié à Jacques Brel. Grâce à sa disparition, Jacques ne l'a pas entendue. C'est un bien car, dans le cas contraire, il aurait sans doute avancé ses adieux à l'Olympia.

Ne croyez pas que je sois mauvais camarade mais il faut toujours porter assistance à personne en danger et, en l'occurrence, la chanson française était agressée. La délinquance artistique doit être combattue et je connais quelques chanteurs qu'on ferait bien de placer en garde à vue avant qu'ils n'assassinent nos derniers poètes.

La diva en question avait certainement dû apprendre à chanter chez Burma tellement ses notes étaient fausses. Elle venait de massacrer *La Valse à mille temps* en début de programme et les gens se regardaient, consternés. Lorsqu'elle menaça *Tant qu'on a de l'amour,* les plus peureux s'enfuirent. La chanson rendit son dernier soupir, vengée par le batteur qui abrégea ses souffrances avec un coup de cymbales prématuré.

L'artiste était tellement absorbée par sa propre écoute qu'elle semblait ne pas se rendre compte de la désaffection du public. Moi, à l'arrière-plan, caché,

dans l'ombre qui protégeait le bar, j'écoutais la chanteuse irréaliste. Quand elle s'en prit à l'une des plus belles chansons de Brel, ce fut la débandade et, pendant que les gens se levaient, je l'entendais hurler.
— Ne me quitte pas, ne me quitte pas, ne me quitte pas !

> Quand la mer se fâche,
> le thon monte.
>
> Jeanne-Antoinette Poisson
> marquise de Pompadour.

Les agressions téléphoniques

— Allô, monsieur Chaussignard ?
— Lui-même, c'est à quel sujet ?
— Bonjour monsieur. Ici les éditions Duflanquier. Je me permets de vous appeler, monsieur Chaussignard, pour attirer votre attention sur la nouvelle encyclopédie en trente-six volumes que nous venons de faire paraître et qui, nous n'en doutons pas, se révélera d'une grande utilité pour vous et votre famille.
— ...
— Vous avez été choisi par nos services, monsieur Chaussignard, afin de vous faire profiter des avantages spéciaux que nous accordons à certains de nos futurs clients. Cette encyclopédie, monsieur Chaussignard, sera l'indispensable complément de votre bibliothèque et nous sommes disposés à vous accorder des conditions de paiement très intéressantes. Notre représentant serait heureux de vous faire examiner, au jour et à l'heure de votre convenance, cette superbe encyclopédie reliée pleine peau et dorée à l'or fin. Pouvons-nous prendre un rendez-vous, monsieur Chaussignard ?
Voilà ! Vous avez du lait sur le feu, vous êtes en équilibre sur une chaise pour changer l'ampoule du

couloir ou, tout simplement, vous venez de vous installer aux toilettes quand quelqu'un vous téléphone pour vous faire la proposition la plus alléchante de l'année. Votre lait se sauve, vous manquez de vous foutre par terre en descendant de la chaise et vous arrivez près de l'appareil, le pantalon aux genoux, pour entendre un type débiter un texte qu'il est sans doute en train de lire en y rajoutant votre nom pour le personnaliser. Dans ces cas-là, afin que l'incident ne soit pas complètement négatif et, bien sûr, si vous avez du lait en réserve, si la lumière du couloir peut attendre et si vos besoins ne sont pas pressants, je vous conseille de laisser parler votre correspondant jusqu'au bout de son rouleau. Ça tombe bien car ce genre de perroquet d'entreprise n'aime pas être interrompu. Dès qu'il a terminé son monologue — toujours assez long et monocorde — vous dites simplement :

— Pardon ? Je n'ai pas bien compris...

Et ça repart !

— Ici les éditions Duflanquier. Je me permets de vous appeler, monsieur Chaussignard, pour attirer votre attention sur, etc.

Il est vraisemblable que la personne qui cherche à prendre votre pognon pour le compte d'une société quelconque est un étudiant qui veut se faire de l'argent de poche ou un chômeur courageux. Personnellement, j'ai toujours hésité à les arrêter dans leur élan en refusant net toute proposition. Il ne faut jamais faire fi de la bonne volonté. Donc, vous laissez la personne aller jusqu'au bout de sa deuxième tentative.

— ... Notre représentant serait heureux de vous faire examiner, au jour et à l'heure de votre convenance, cette superbe encyclopédie reliée pleine peau et dorée à l'or fin. Pouvons-nous prendre un rendez-vous, monsieur Chaussignard ?

Là, vous marquez un temps et vous dites :

— Ben, faut voir...

Ce genre de réponse évasive décuple le côté accrocheur de votre correspondant et ne vous engage à rien. Croyant tenir un client en puissance, l'encyclopédiste vous envoie des kilos d'amabilités dans l'oreille.

— Mais bien entendu, monsieur Chaussignard, votre jour sera le nôtre. Nous pouvons même nous déplacer aux heures des repas, à votre convenance, le soir si vous préférez.

Selon le temps dont vous disposez, vous faites durer le suspense pour en arriver à la chute qui vous récompensera de votre patience. Après avoir poussé un soupir dans votre combiné, vous délivrez l'affreuse vérité au bout du fil.

— Je suis très tenté par votre encyclopédie mais...
— Mais ?
— Je ne sais pas lire !

Oui, on pourrait dire que c'est inutilement vache, que ça ne mène à rien, qu'il ne faut pas avoir autre chose à faire. Il y aurait là, un fond de vérité mais, moi, ça m'amuse. C'est ma façon de me venger des casse-pieds et de faire payer aux importuns le temps qu'ils me prennent. En tous les cas, c'est la meilleure des façons pour vous en débarrasser sans avoir à entendre des arguments de vente fallacieux et s'en sortir avec le sourire.

Le téléphone reste un instrument merveilleux pour les blagueurs de toutes conditions. Généralement, le joyeux drille qui veut s'amuser aux dépens des autres décide d'un plan de bataille et appelle lui-même la victime qu'il s'est choisie. J'ai longtemps pratiqué cette formule à laquelle Francis Blanche s'est consacré avec bonheur sur l'antenne d'Europe 1. Qui ne se souvient pas de l'Ouvre-Boîte ou des Cours Sautreau ? Et puis, un jour, les P.T.T. ont changé mon numéro. Il est devenu le sosie, à un chiffre près, de celui du commissariat de police de mon quartier. Mon appartement fut subitement transformé en bureau des pleurs.

— Allô ! Mon mari est complètement saoul dans la cuisine. Il est en train d'aiguiser un couteau !

— Allô ! C'est ici qu'il faut s'adresser pour un certificat de naissance ?

— Allô ! On m'a volé mes bijoux. .

— Allô ! On m'a piqué ma bagnole...

— Allô ! On a cambriolé mon appartement...

— Allô ! Ici Mohammed ben Larbi, y'a un youpin qui m'a traité de bougnoule !

— Allô ! Ici Jacob Lévy, y'a un bougnoule qui m'a traité de youpin !

J'exagère. Un peu seulement. Je plains les pauvres plantons des commissariats, transformés en cibles auditives. Au début, chaque fois qu'on me demandait si j'étais le commissariat de police, je répondais non. J'ai tenté plusieurs démarches pour remédier à la chose, mais sans résultat. Cela ne m'intéressait pas non plus d'avoir un nouveau numéro, en remplacement de celui qui me servait professionnellement depuis de nombreuses années. Un jour, je décidai donc de semer la pagaille chez les flics afin qu'ils réclament eux-mêmes leur changement de numérotation. Voici quelques-uns des dialogues qui sont restés dans ma mémoire :

— Allô! Le commissariat de police?
— Oui madame, ai-je confirmé.
— Je viens porter plainte pour tapage nocturne. Il est minuit et mes voisins du dessous font un bruit infernal.

Évidemment la plaignante venait de me réveiller dans le premier sommeil.

Je répondis, peu aimable.
— Vous n'avez qu'à déménager!
— Pardon?
— Je dis, vous n'avez qu'à déménager ou vous coller des boules dans les oreilles au lieu d'emmerder un agent de veille qui a besoin de dormir.
— Oooh!

J'ai raccroché aussi sec. Je pense que le commissaire a dû être saisi de l'affaire qui, elle aussi, a fait du bruit dans la basse-cour policière du quartier.

— Allô! Je voudrais parler au commissaire Untel*.

Cette fois-ci, c'était plus précis. Le type connaissait le nom du commissaire et la pêche au bout de la ligne devenait intéressante.

— De la part de qui?
— L'inspecteur de garde du commissariat de...*
— Ne quittez pas.

Après avoir fait mijoter le poulet pendant quelques instants, je transformai mon organe, lui donnant un timbre de chef.

— Commissaire Untel à l'appareil. C'est à quel sujet?

Une voix au garde-à-vous m'expliqua que les flics

* Je ne suis pas homme à profiter des écoutes téléphoniques dans l'autre sens et à dénoncer les commissaires de police pour augmenter la vente de mes livres.

de la banlieue voisine avaient ramassé trois clochards répertoriés dans mon district, qu'ils étaient complètement saouls et insultaient tout le monde dans le poste de police.

— Ramenez-les à mon commissariat, fis-je, magnanime.

— Ah, merci, monsieur le commissaire. On vous les renvoie avec le fourgon.

On imagine la tête des autres quand ils ont vu arriver le cadeau !

Je passe sur tous les faux renseignements que j'ai pu donner, toutes les voix différentes que j'ai prises pour répondre à ceux qui avaient le malheur de tomber chez moi. Ils ont entendu des inspecteurs bègues, des folles à képis, des plantons ivres, un commissaire au choix de mon humeur, sourd, grossier, libidineux, agressif, toujours indifférent aux doléances des usagers. Je crois que j'ai dû semer une belle pagaille dans le Landerneau policier de ma paisible banlieue. Mais, c'est après la machination suivante que les erreurs d'appel ont cessé.

— Allô ! Le commissariat de police ?
— Oui madame, c'est à quel sujet ?
— C'est très grave, monsieur, je veux parler au commissaire.
— Ne quittez pas.

Comme toujours, je laissai passer un temps assez long ainsi qu'il est d'usage dans toute administration qui se respecte et, déguisant ma voix, je tendis le piège habituel.

— Commissaire Untel, je vous écoute madame.

J'eus droit à la sombre histoire d'une dame aux intonations acides, perturbées par des cliquetis de dentier mal accroché.

Voilà, monsieur le commissaire, expliqua-t-elle en substance : J'habite à côté d'un garage qui dépose des carcasses de voitures contre le mur de ma villa. Tous les soirs, je vois des jeunes mal élevés en train de faire des saletés dans les automobiles et ils jouent des musiques de nègres avec leurs guitares. Ils vont même jusqu'à uriner contre mon portail et quand je leur demande d'arrêter, ils me montrent des choses abominables. Mon défunt mari était colonel, monsieur le commissaire, et il avait une autre idée de la France ! Je m'adresse à vous pour faire cesser cette anarchie révoltante.

— Bien, madame, répondis-je. Je vais faire le nécessaire. Puis-je avoir votre nom, votre numéro de téléphone et celui du garage en question ?

J'appelai aussitôt le garagiste.

— Ici le commissaire Untel. Je viens d'avoir une plainte de votre voisine, madame X. Elle vous accuse d'uriner tous les soirs contre le portail de sa villa, déguisé en colonel au milieu de nègres qui lui montrent des choses abominables.

— Quoi ? Vous n'allez tout de même pas croire ça, monsieur le commissaire ? Il y a un an elle m'a fait une promesse de vente d'un terrain pour garer mes voitures d'occasion. Depuis, tous les jours, elle trouve un prétexte pour discréditer mon garage et garder l'avance que je lui ai faite !

Après lui avoir proposé mes services conciliateurs, je retéléphonai à la partie adverse.

— Chère madame, le garagiste m'a dit que depuis un an, sous prétexte de garer votre voiture, vous venez tous les jours au garage en profitant de l'occasion pour lui faire des avances.

— Quoi ? Vous n'allez tout de même pas croire ça, monsieur le commissaire, etc.

La zizanie que j'ai semée a dû finalement perturber le vrai commissariat, auteur involontaire de mes ennuis téléphoniques. Le fait est que, maintenant, je ne suis plus dérangé par ces appels intempestifs. Mais c'est cet épisode qui m'a donné l'idée d'inventer ce que j'appelle le canular téléphonique inversé. Si vous téléphonez à quelqu'un pour lui faire une blague, sa méfiance est en éveil et il faut des trésors d'invention afin de monter des coups valables, voire originaux. Au contraire, la personne qui vous joint en croyant qu'elle est à la bonne adresse vous offrira une situation dont on peut profiter si l'on pense que le temps passé à rire n'est jamais perdu. Voici encore un exemple de malentendu provoqué.

Il est environ dix-neuf heures et je suis dans mes pensées créatrices, mettant la dernière main à l'écriture d'un sketch que je dois donner à la télévision le lendemain. Le téléphone sonne.

— Allô ! C'est Dédé ?

A ma connaissance, je ne me suis jamais appelé Dédé et la voix que j'entends est celle d'un Parigot que je ne reconnais pas.

— Ouais, c'est Dédé, fais-je en prenant un accent du faubourg légèrement recouvert par une laryngite.

— Salut, c'est Pierrot. Qu'est-ce qui se passe, t'es enrhumé ?

Ça marche. C'est le moment le plus difficile à passer car si les correspondants sont de vieilles connaissances, le son d'une voix inconnue peut tuer le poussin dans l'œuf.

— Oh, m'en parle pas ! J'ai une de ces crèves.

— Ben merde, alors ! Tu veux qu'on vienne un autre jour ?

Surtout pas ! Si jamais je dis oui, il me sera impossible de connaître l'objet de la visite.

— Non, non, y'a qu'à faire comme on a dit.

— Bon ! Je t'appelais parce que Suzanne a paumé l'adresse de ta nouvelle baraque. C'est bien à La Courneuve qu'il est, ton pavillon ?

Bien. C'est déjà ça. A La Courneuve, il doit bien y avoir une avenue Maurice-Thorez. Je donne le renseignement.

— Parfait, dit Pierrot, on sera là dans une heure. On amènera le pinard. T'as fini ton escalier ?

— Ouais, mais j'ai eu un pépin : la rampe s'est écroulée hier soir.

— Ah, merde, alors ! T'avais pas chevillé ?

— Ben, non. Je l'ai achetée en kit au Bazar de l'Hôtel de Ville et la notice est en japonais. Mais c'est pas grave, j'ai mis une échelle pour monter à la salle à manger.

Un court silence me fait craindre la fin de l'entretien. J'ai peut-être un peu exagéré. Non. Mon interlocuteur, certain d'être chez son pote en difficulté, ne pense plus qu'à compatir.

— Tu veux vraiment pas qu'on vienne une autre fois ?

— Pas du tout ! J'ai fait les courses cet après-midi. Ça vous emmerde pas de manger froid ?

— ... ben, non. Paulette est pas là ?

C'est ainsi que j'apprends que ma femme doit s'appeler Paulette. Qu'est-ce que je vais faire d'elle ? J'ai bien une idée, mais n'est-elle pas trop hardie ? Tant pis, je la tente pour voir jusqu'où peut aller la compassion des vrais amis.

— Si, Paulette est là. Elle est couchée mais elle se lèvera un peu pour prendre le dessert avec nous.
— Quoi ? Elle est malade ?
— Oh, non ! Elle s'est simplement cassé la jambe.
— Oh ben merde, alors ! Qu'est-ce qu'est arrivé ?
Je lance la dénommée Paulette dans une dangereuse aventure domestique.
— Elle a voulu essayer mon escalier hier soir et la rampe s'est débinée quand elle s'est appuyée dessus.
Un deuxième silence intervient. Il me semble presque définitif mais la force de l'événement cache la faiblesse du scénario. J'entends mon copain qui appelle sa femme.
— Suzanne ! Y'a Paulette qui s'est cassé la jambe !
Suzanne vient de s'emparer du téléphone.
— Oh, la pauvre fille ! On l'a mise dans le plâtre ?
Je passe un autre cap difficile. Ma voix va lui sembler bizarre. Non. Le hasard a dû la faire se rapprocher un peu de celle du véritable Dédé.
— C'est moi qui l'ai fait, dis-je. Après les travaux de la cuisine, on avait encore du plâtre dans un sac.
— Co... comment ? Vous n'avez pas vu un docteur ?
— Bien sûr que si. Il a prescrit des pastilles et un sirop.
Suzanne a comme un hoquet. Pierrot devait tenir l'écouteur car il me fait part d'un étonnement aussi légitime que bruyant.
— QUOI ? Du sirop pour une jambe cassée ?
— Non, pour mon enrouement.
— Dis donc, ça va toi ? demande-t-il enfin, sentant que la conversation n'est pas bien nette depuis le début.
— Moi ça va, mais c'est Paulette je te dis. Remar-

que, elle peut quand même marcher, je lui ai bricolé une béquille avec un morceau de la rampe.

Le silence est plus long que les autres. Mes deux invités se concertent à l'autre bout de la ligne et je devine l'inquiétude qui perce à travers leurs chuchotements. Le type revient dans mon oreille.

— Je crois qu'il vaut mieux pas qu'on vienne ce soir. On va vous laisser vous reposer et on se rappelle.

— Comme tu veux, admets-je, heureux quand même de couper court à une conversation sans lendemain. T'as mon numéro de téléphone ?

— Bien sûr, puisque j'y suis !

— Ça prouve rien, dis-je. Salut !

Pierrot et Suzanne ne m'ont jamais rappelé. L'erreur n'était que digitale. J'ai pensé au dialogue insensé qu'ils ont dû avoir avec les Dédé et Paulette d'origine quand ceux-ci, ne les voyant pas arriver pour dîner, leur ont téléphoné à leur tour. On n'est pas forcé d'être toujours témoin de quelque chose pour en rire.

Une autre intrusion téléphonique m'a permis de faire appel au talent d'actrice de ma femme.

— Allô ! Est-ce que mère est là ?

La personne que j'eus, cette fois-ci, au bout du fil, était du sexe féminin. A la façon dont elle distillait ses mots dans l'appareil, on pouvait penser qu'elle habitait un hôtel particulier avenue Foch, qu'elle s'était particulé le patronyme en épousant quelqu'un de la haute, qu'elle allait faire ses courses en Rolls et qu'elle promenait un balai O'Cedar à quatre pattes avec un nœud rose dans les poils.

— Allô ! Je voudrais parler à mère...

— A qui que vous voulez parler ?

Là, j'ai senti qu'il fallait mettre le paquet dans le

vulgaire. Je décidai instinctivement de balancer de l'Audiard dans le Musset.

— Vous voulez jacter avec qui ?
— Mais qui est à l'appareil ? s'étonna la voix distinguée.
— C'est Paulo !
— Qui ça ? Je ne suis pas chez madame de...
— Si, si, vous êtes bien chez elle. C'est quoi que vous voulez ?

A côté de moi, Marie-Claude tenait l'écouteur d'une main, l'autre plaquée sur la bouche pour s'empêcher de rire.

— Qui êtes-vous, monsieur ? demanda sèchement la fille de madame de...
— Je vous l'ai dit, c'est Paulo l' plombier.
— ???... Mère n'est pas là ?
— Si, si, la vieille est là mais pour l'instant elle a du linge qui bout.
— Comment ?
— Du linge qui bout ! Elle est occupée, quoi !
— Vous êtes plombier ? Pourquoi la femme de chambre ne répond-elle pas au téléphone ?
— On lui a donné congé pour qu'elle aille se faire reluire.
— Attendez... je ne comprends pas. Voulez-vous dire à madame de... que sa fille la demande.
— D'accord ma p'tite dame.

Comme d'habitude, j'ai attendu un instant en bouchant l'appareil. C'était vraiment nécessaire car Marie-Claude avait du mal à se retenir. Je repris contact.

— Elle rapplique dans une minute. Le temps de se rhabiller.
— Qu'est-ce que vous dites ? Que faites-vous là monsieur ?

— Ben, j' suis venu pour réparer l' bidet. On a un peu causé avec madame vot' mère et pis, vous savez c' que c'est, à force de parler tuyaux et rondelles de douze on a un peu dévié vers les agaceries.
— Oooh !
Mes confidences ayant fait un gros effet, je relançai l'action avec le personnage vedette.
— Ah, ben la v'là ! Quittez pas, je vous passe vot' mère.
J'ai donné l'appareil à ma femme. Elle a enchaîné comme une vraie pro.
— Allô, ma fille ! fit-elle en parlant chic, un peu au-dessus des dents, comme une lady de la high society.
— C'est vous, mère ? demanda l'héritière stupéfaite.
— Oui c'est moi, ma fille, c'est à quel sujet ?
— Mais, mère, je ne reconnais pas votre voix.
— C'est le bonheur ! hurlai-je à côté de Marie-Claude. Vot' mère vient de se faire déboucher l' siphon, ça éclaircit les cordes vocales !
J'ai raccroché sur le cri d'horreur d'une noblesse atteinte au plus profond d'elle-même.
— Oooooh !

Régulièrement, comme tous les abonnés au téléphone, je suis assailli par les marchands de tapis, de voitures, de journaux, d'assurances, de fric, de meubles, tous ces gens qui veulent votre bonheur en vous disant que vous êtes l'élu d'une clientèle privilégiée et flattent votre ego en ne visant que votre compte en banque.
Je possède une série de réponses toutes faites

pour décourager ces braconniers de la consommation. Il suffit de les adapter à la demande.

Au représentant qui vous appelle pour vous demander si vous possédez une voiture et, le cas échéant, si vous ne voulez pas en changer au profit de sa marque, répondez :

— Oui, ça m'intéresse beaucoup mais je ne voudrais pas trop tarder avant de signer le bon de commande.

Devant une affaire si facile, le vendeur est prêt à vous tendre son stylo à travers le combiné.

— Mais parfaitement ! Demain matin, au garage ?

— Vous ne pouvez pas venir à la maison dans une heure ?

Aucun élève de l'École des Ventes ne laissera réfléchir le client acquis. Il vous promet d'être là dans une heure avec tous les documents. C'est le moment de lui donner les raisons de votre hâte.

— Parce que, vous comprenez, hier soir j'ai bu un coup de trop et j'ai écrasé deux piétons en rentrant chez moi. Ces connards m'ont abîmé toute la calandre. Comme je n'ai pas le permis de conduire, j'ai continué ma route en les laissant sur le trottoir. Alors, j'aimerais bien changer de voiture tout de suite pour éviter les ennuis avec la police.

Il y a de grandes chances que le représentant trouve un prétexte pour couper court à la conversation.

Au démarcheur financier qui vous propose de faire fructifier vos économies, répondez :

— Vous prenez l'argent liquide ?

Dans ce domaine, le refus est très rare. Posez alors vos conditions.

— Voilà, je suis patron d'un petit commerce de plein air et mes employées travaillent surtout la nuit, rue Saint-Denis. Comme je commence à prendre un peu de bouteille, j'aimerais bien qu'un jeune relève les compteurs pour moi et place mon oseille au meilleur taux dans une banque solide. Je vais vous donner les noms de mes gérantes franchisées. Il y a Mado, Lulu, Ginette, Marie la gagneuse, Zouzou...

Avec un peu d'imagination vous continuez la liste jusqu'au déclic qui mettra fin à votre activité de souteneur.

Au marchand de meubles qui veut vous vendre une cuisine, répondez :

— Ah, mon pauvre vieux, vous tombez mal! Depuis trente ans que j'ai épousé ma salope de femme, elle me fait bouffer de la merde et j'ai deux ulcères à l'estomac. Je suis à la Blédine et j'avale de la purée de boudin avec une paille. Alors, votre cuisine, vous pouvez vous la mettre...

Étant donné que cet endroit est souvent trop exigu pour y installer une cuisine, le marchand ira faire sa publicité ailleurs.

Au courtier d'assurances qui veut vous garantir contre les risques multiples de votre existence sur terre, répondez :

— Je me méfie des compagnies d'assurances, il y a toujours une clause qui empêche le remboursement des dégâts. C'est écrit tellement petit qu'on ne peut pas la lire.

— Pas chez nous, monsieur! vous répond toujours le sauveur en puissance. Avec la Paternelle, vous êtes protégé contre tout.

— Ah bon ? Je peux assurer ma maison contre le vol, les inondations, la tempête, la foudre, le vandalisme ?
— Bien sûr !
— Les bris de glaces, les accidents domestiques ?
— Bien sûr !
— Les trous dans le plafond, les fissures, les fentes, les craquelures, les cassures, les crevasses ?
— Bien sûr ! Nous avons des conditions particulières à tous les risques.
— Les murs qui s'écroulent, le toit qui fuit, les glissements de terrain, les recours aux voisins, à la famille, aux invités, aux animaux de compagnie ?
— Tout est examinable, monsieur.
— Ah, j'oubliais le principal ! Et l'incendie ?
— C'est la première des précautions à prendre, monsieur.
— Bien. Je peux y foutre le feu, alors ?
— Ah, ça non !

Vous marquez un temps pour bien faire part de votre déception et vous lâchez le mot de la fin.

— Je savais bien qu'il y avait un lézard quelque part !

Enfin, au type qui vous propose des tapis d'Orient saisis sous douane à des prix défiant toute concurrence, vous répondez :

— Excusez-moi, mais je n'ai pas bien la tête à vous répondre car on vient d'emmener ma femme à l'hôpital.

Faux cul, le marchand de tapis s'apitoiera.

— Ah, je suis navré. C'est grave ?
— Fracture de la colonne vertébrale, du bassin et du col des deux fémurs.

— Un accident ?
— Oui, elle s'est pris les pieds dans un tapis d'Orient !

> Un coup de fil, ça fait toujours plaisir.
>
> Les P.T.T.

Les troubles de la circulation

P eu de gens se souviennent aujourd'hui de Serge Davry, un merveilleux comédien, fou à lier, mais d'une rigueur exemplaire dans la démence organisée. Il est beaucoup plus connu chez les artistes que dans le public car il a laissé, à ceux-là, des souvenirs personnels qui font date dans leur carrière ou leur vie privée. Il faut dire que son numéro sur scène était à l'image de son comportement habituel : d'un burlesque échevelé, d'un comique aussi destructeur que les personnages de Tex Avery. Son sketch vedette, basé sur des explosions, des jets de farine et des cassages de vaisselle, racontait le sabordage d'un navire et s'intitulait « Le maître à bord ». En caleçon long, vêtu d'une tunique de commandant avec casquette à galons, il se présentait au public dans une bassine qui figurait un bateau. Avant de couler, il récitait des prières irrésistibles en lisant un missel truqué et, chaque fois qu'il tournait la page, une projection de farine partait dans la salle. Comme il se tenait à l'avant-scène, les spectateurs des premiers rangs se trouvaient repeints en blanc pour le grand plaisir du reste de la salle et recevaient des morceaux d'assiettes que le commandant se cassait sur la tête pour une raison qui m'a toujours échappée. Au final, il faisait exploser son navire avec une charge de feu d'artifice préparée au fond de la bassine.

Charles Aznavour faisait partie des admirateurs inconditionnels de Serge Davry. Il lui demanda, un jour, de faire partie d'un spectacle qu'il présentait à l'ancien music-hall Alhambra-Maurice Chevalier. Le soir de la première, Davry, qui ne s'entendait pas très bien avec les critiques de presse, spécialistes du music-hall, les arrosa de farine et de vaisselle en hurlant « Le grand Davry vous emmerde ! ». Ce fut, je crois, sa dernière apparition sur la scène d'un théâtre parisien.

Au palais d'Hiver de Lyon, immense salle de variétés, aujourd'hui disparue, pour se défendre de la vindicte des spectateurs enfarinés, il empoigna la lance à incendie des coulisses et s'en servit comme d'un canon à eau pour repousser les assaillants qui voulaient investir la scène. En caleçon, dans la rue, il fut poursuivi par eux jusqu'à la gare des Brotteaux. Il est clair qu'ils ne comprenaient pas son genre d'humour.

Dans la ville du Midi, ayant oublié chez lui les pétards qui faisaient couler son « navire », il fit la connaissance d'un chauffeur de taxi russe qui lui proposa de bricoler une charge de remplacement. Les origines slaves de Serge Davry et son goût pour l'aventure lui firent accepter cette proposition de dépannage. Le directeur du casino qui l'avait engagé se souviendra toujours de l'énorme déflagration qui ravagea son plafond. Davry, se doutant au dernier moment de la générosité explosive du chauffeur artificier, plongea dans la salle et retomba sur les spectateurs avec des gravats de maçonnerie et des morceaux de lustre.

L'individu étant situé, je n'étonnerai personne en disant que la tournée faite en sa compagnie dans les années soixante fut l'une de mes plus mouvementées. Nous avions été engagés conjointement pour présenter nos numéros dans les cabarets de province et, comme on s'en doute, les soirées que nous animions ne manquaient pas d'ambiance. Il nous est arrivé d'être résiliés avant la fin de certains contrats mais, lorsque Serge Davry ne tenait pas sa forme habituelle, nous avons pu en terminer quelques-unes dans un calme relatif. Ainsi, restant plusieurs jours dans la même ville, il nous fallait tuer le temps qui nous séparait de nos prestations nocturnes.

Le jour, les artistes de cabaret sont comme des âmes en peine. Ils vivent à l'envers des autres. Levés tard, leurs machines ne se mettent vraiment en route qu'à l'heure où celles des usines s'arrêtent. En revanche, la mécanique de Davry ressemblait à celle des hauts fourneaux. Elle était toujours en mouvement et les fumées créatrices de mon camarade polluaient ma tranquillité à des heures impossibles. Il m'entraînait hors de l'hôtel dès midi pour des folies déambulatoires dans les rues de la ville et, malgré mon état semi-comateux, j'assistais avec une attention grandissante à ses improvisations urbaines. Mon réveil ne tardait pas à être complet quand il essayait de vendre ses chaussures aux terrasses des cafés en s'adressant aux consommateurs avec sa voix de basse et ses intonations grandiloquentes.

— Messeigneurs, les pompes du grand Davry sont à vendre mais, comme il n'est pas complètement dans la misère, seule la gauche sera mise aux enchères !

Tête des gens devant cet homme racé, bien vêtu,

tenant d'une main élégante sa chaussure par les lacets !

— Si le grand Davry s'abaisse à vous vendre son bottillon, c'est qu'il a l'estomac dans les talons !

Je le voyais aborder avec déférence les vieillards qu'il croisait sur le trottoir.

— Puis-je vous aider à traverser la rue, madame ?

— Non merci, monsieur, je n'en ai pas besoin.

Il prenait, alors, la personne âgée par le bras et, avec une insistance polie, la stoppait devant les clous.

— Mais si, mais si, un jour ou l'autre vous aurez besoin de traverser et le grand Davry ne sera plus là pour vous y aider.

— Oh, je vous en prie, monsieur, lâchez-moi ! disaient les vieillards excédés.

Il faisait alors un salut à la mousquetaire et déclamait :

Tant pis, quitte à me faire écraser
Tout seul je vais devoir traverser
Sans votre corps pour me protéger.

Je le revois, dans ce train de nuit que nous avions pris pour rejoindre une ville de notre tournée. Il entrait dans les compartiments-couchettes déjà occupés par les dormeurs qu'il réveillait de sa voix puissante.

— Messeigneurs et gentes dames, le grand Davry a été engagé par la S.N.C.F. pour vous aider à trouver le sommeil. Afin que votre voyage se déroule sous les meilleurs auspices, il va vous dire un conte de fées pour vous endormir.

Il posait ses fesses sur le rebord d'une couchette inférieure et commençait le Petit Poucet ou Blanche-Neige. Bien entendu, il n'allait jamais bien loin dans la narration. Un tollé général le jetait dans le couloir où je l'attendais, mort de rire.

Une autre fois, je l'ai vu, assis sur un banc de square, à côté d'un clochard repoussant, parlant métaphysique ou philosophie.

— Mon brave, laissez-moi vous dire que vous êtes la vivante image de la philosophie kantienne.

— Ah, bon? répondit le clochard entre deux tétées de picrate.

— Oui, vous savez certainement que l'impératif catégorique donné dans la conscience commune de la moralité a, pour fondement, la liberté?

— Vive la liberté! hoquetait le clodo.

— C'est ça. Votre cri du cœur prouve que vous possédez l'autonomie de la volonté par rapport aux inclinations naturelles vers votre propre bonheur.

— Oh, moi, du moment que j'ai du jaja à me filer à l'endroit où j'ai pas d' cravate, ça m' suffit.

— Merveilleux! Sans le vouloir, vous connaissez Emmanuel Kant.

— Ça m'étonnerait. J' connais tous les mecs de la cloche qui fréquentent mon banc. Çui-là, j' l'ai jamais vu!

Ayant oublié chez lui le stock de vaisselle qu'il se cassait sur le crâne au plus fort de son numéro, il m'invita à l'accompagner dans un grand magasin pour acheter quelques assiettes. Avant de traverser le boulevard qui nous séparait des Nouvelles Galeries, il me retint au bord du trottoir.

— Cher ami, veuillez m'attendre ici. Si la vieillesse a besoin de protection, la jeunesse doit être aidée et je ne voudrais pas que votre avenir soit mis en péril par la circulation intense de cette ville.

En faisant du slalom à travers les voitures, il

rejoignit l'agent qui les canalisait au milieu du boulevard.

— Monsieur le policier, veuillez avoir l'extrême obligeance d'arrêter la circulation afin que mon ami puisse traverser sans risquer sa vie.

En disant cela, il me désigna à l'agent crucifié dans le sens de la circulation, le sifflet à la bouche. Il fixa le perturbateur sans avoir l'air de comprendre. Davry réitéra sa demande.

— Veuillez, s'il vous plaît, ouvrir une parenthèse dans le flot des autos pour que mon camarade puisse s'y glisser. En tant que blessé de guerre, il a droit aux égards des forces de l'ordre.

Le flic me regarda. Le sourire béat que je lui présentais de loin et mon air de bonne santé ne laissaient paraître aucun handicap physique. Il cracha son sifflet.

— Votre copain n'a qu'à attendre que je me mette dans l'autre sens pour faire passer les piétons !

— Ça va durer longtemps ? La station debout lui est pénible.

Tout en agitant les bras pour activer le tonus des conducteurs, l'agent demanda :

— Il a une carte d'invalidité ?

— Une carte d'invalidité ? Il a plus que ça ! Attendez, je vais aller le chercher pour qu'il vous montre ses cicatrices.

— Quoi ? Bougez pas de là ! D'abord vous n'auriez pas dû venir ici. Faut toujours attendre que je sois perpendiculaire à la chaussée pour avoir le droit de traverser. C'est comme s'il y avait un feu rouge.

— Et vous allez devenir vert dans combien de temps ?

Dans son impatience, l'agent commençait à faire

des gestes désordonnés. La moitié de son corps pivota vers Davry, faisant naître un ralentissement dans la circulation. Quelques brusques coups de freins annoncèrent le début d'un désordre.

— Vous êtes de quelle couleur, maintenant, orange ?

— Vous vous foutez de moi ? Vos papiers !

Je vis Serge sortir un portefeuille de sa poche. Lorsqu'il l'ouvrit, des photographies et des papiers divers tombèrent aux pieds du malheureux flic qui s'emmêla totalement dans ses signaux. Finalement il fit face aux autos et, d'un coup de sifflet rageur, les bloqua sur place. Ce qui devait arriver, arriva. Un crissement de pneu, un grand bruit de tôle et de verre brisé provoquèrent un arrêt sur image. Il y eut deux ou trois secondes d'immobilisation complète pendant lesquelles je pus voir le policier incrédule retenir son instrument dans une bouche aussi étonnée qu'un cul de poule qui pond un sifflet à roulette, Davry à genoux devant lui pour récupérer ses documents et deux chauffeurs prêts à se rentrer dedans une deuxième fois. Le film se remit en marche avec la traversée des piétons. Profitant de la fournée, je rejoignis mon guide toujours à quatre pattes. L'agent l'avait abandonné pour constater les dégâts de l'accident. Davry se releva après avoir rempoché son portefeuille et demanda, d'une voix de stentor :

— Monsieur l'agent, je peux faire traverser mon ami, à présent ?

— Circulez ! hurla-t-il, désirant visiblement régler le plus important des deux problèmes.

Nous sommes entrés aux Nouvelles Galeries en pleine euphorie. Au rayon de la vaisselle, Davry choisit ses assiettes avec la minutie du connaisseur. Il les examinait sur la face, le dos, la tranche, les palpait, les soupesait, les reniflait, prenant chacune d'elles avec délicatesse, comparant leurs couleurs et leurs dessins, les remettant en place avant de les reprendre à nouveau.

— Je peux vous aider ? demanda une vendeuse.

— Je crains bien que non, charmante demoiselle, répondit-il au boudin rose qui nous offrait ses services. Nous cherchons une matière en forme d'assiette mais, si l'assiette est faite pour être conservée, la matière est périssable. Comme je dois me la casser sur la tête, je ne voudrais pas que sa texture provoque un choc émotionnel qui pourrait altérer ma mémoire et contredire la théorie d'Henri Bergson qui unit l'esprit et la matière.

— On n'a pas ça en magasin, fit la soupière vivante en s'éloignant vers le rayon des presse-purée.

Tout à coup, Davry s'arrêta devant une pile d'assiettes blanches. Il en prit une dans sa main et, après l'avoir tâtée sur tous les bords, me dit :

— Voilà l'objet rêvé ! Puis-je vous demander de la tester pour moi ?

Vous me connaissez bien. Vous savez que je ne recule devant aucun risque. Tout ce qui est contraire à l'usage, aux règles, à l'habitude, provoque en moi l'orgasme dû à un acte d'amour avec l'insolite. Je pris l'assiette avec précaution et, levant cette hostie immaculée au-dessus de ma tête, je l'y fracassai dans un geste de brutale communion.

Les âmes sensibles pourront penser que ça fait mal. Pas du tout. Il suffit de taper sur l'os pariétal qui forme un des côtés du crâne. Un coup sec et si la faïence de l'assiette est bien friable, l'effet est encore plus frappant. Je souligne enfin la rareté du geste car il est peu courant — sauf en cas de scène de ménage — que des gens normalement constitués se cassent volontairement du Limoges sur la cafetière.

— Celle-ci me déçoit, constata Serge Davry après avoir récupéré l'un des morceaux sur mon épaule. La gerbe est inégale dans sa retombée et le son de la brisure n'est pas agréable.

Personne ne s'étonnera de l'intérêt subit que nous fîmes naître autour de nous. Un groupe de curieux s'approcha et le bruit de la casse fit revenir le boudin.

— Avez-vous quelque chose de plus fragile et moins cher ? lui demanda Davry.

— On a du Gien courant en faïence émaillée, répondit la vendeuse en montrant une pile d'assiettes installée sur une étagère. C'est un article en promotion.

Mon partenaire choisit un nouvel échantillon et, s'installant posément face à moi, me dit :

— Puis-je officier moi-même ?
— Avec plaisir, fis-je, tendant la tête.

Le choc fut sans bavure. Un vrai geste de spécialiste qui fit jaillir une pluie d'éclats réguliers.

Il y eut un mouvement de recul parmi les observateurs. Seul, le rire d'un petit garçon nous prouva la qualité de l'objet et l'efficacité de son utilisation. Serge Davry se retourna vers la vendeuse.

— Mademoiselle, donnez-moi une douzaine de celles-ci.

— C'est pour emporter ou consommer tout de suite ? dit-elle, en évaluant les dégâts d'un œil méchant.

— Oh, le monsieur, il a l'oreille qui saigne ! s'écria l'enfant.

Davry examina ma blessure, une petite égratignure dont je ne me rendais même pas compte.

— Permettez-moi de vous offrir la pharmacie.

— Oh, non, c'est trop ! fis-je, confus.

Après avoir payé à la caisse, munis de notre paquet de vaisselle, nous quittâmes les Nouvelles Galeries en traînant jusqu'à la sortie le groupe de curieux en attente d'autres événements. C'est dans une pharmacie se trouvant à côté du magasin que Davry m'enveloppa toute la tête avec une longue bande Velpeau, sous le regard étonné d'un potard à barbiche qui n'avait, bien sûr, même pas vu l'égratignure.

Quand nous sortîmes, les passants pouvaient penser que je venais d'être trépané par un maçon arabe étant donné l'allure et la taille du pansement.

Au milieu du boulevard, notre agent de police réglait toujours la circulation. Davry me bloqua une seconde fois au bord du trottoir.

— Attendez-moi là, je vais demander au sergent de ville d'arrêter les voitures pour vous faire traverser sans danger.

Le flic vit arriver Davry avec crainte. Il continua néanmoins de faire avancer la circulation avec des mouvements devenus automatiques. Mon camarade parvint jusqu'à lui en évitant les automobiles comme un torero accompli.

— Vous voulez une contravention ? cria l'homme au képi en couvrant presque le bruit des moteurs.

— Une contravention ? s'étonna Davry. Une contravention pour aider un blessé de guerre à se déplacer dans la rue ?

Il me montra aussitôt du doigt. L'agent me regarda avec une surprise qui fit retomber ses bras.

— Qu'est-ce qu'il a ?

— Son état s'est aggravé subitement.

C'est ainsi que, grâce au civisme d'un représentant des forces de l'ordre, je pus traverser tranquillement. En passant devant lui, soutenu par Serge Davry, je l'observai du coin de l'œil à travers mon pansement. Un court instant, j'ai pensé qu'il était au garde-à-vous devant un ancien combattant mais peut-être que sa raideur provenait simplement d'une colère contenue.

S'amuser aux dépens du gendarme a toujours été le luxe du voleur. Enfant, déjà, je me glissais dans la peau du malandrin pour dévisser la selle du vélo d'un gendarme qui était le mari de notre concierge. En allant vider la poubelle, je m'attardais près de la bicyclette garée dans la cour et lui faisais subir toutes sortes de transformations pour me régaler de la surprise du pandore lorsqu'il partait en tournée. De la fenêtre de ma chambre, je voyais l'hirondelle s'écrouler brusquement sur sa selle, dévisser sa sonnette que j'avais bourrée de confiture ou s'asperger avec sa pompe remplie d'eau. Jamais je ne me suis fait prendre.

Sans doute, cette impunité m'a-t-elle donné l'idée d'inventer, plus tard, des jeux bêtes et méchants qui ont fait la joie de mes compagnons de bordées. Lorsqu'on est dans la rue et qu'il faut tuer le temps pour ne pas s'ennuyer, quand on a treize ans et qu'on habite au bord de la Loire, on va pêcher des ablettes avec d'autres garnements pour les accrocher à la veste de l'agent du carrefour. Le jeu consiste à faire passer un fil de soie à travers une teigne — ces petites boules crochues qu'on trouve à la campagne et qui s'accrochent d'elles-mêmes aux vêtements lorsqu'on les frôle ou qu'on les y applique — et de fixer un petit poisson à l'autre bout du fil. Il suffit d'aller demander un renseignement à l'agent et, pendant qu'il consulte le plan de la ville, on applique doucement la teigne au bas de sa vareuse. Si l'on sait bien s'y prendre et que l'équipe est composée de joueurs sérieux, l'agent peut être transformé en abat-jour frangé de menu fretin. Toutefois, il est conseillé de ne jouer à ça que le premier avril, date à laquelle la sauce traditionnelle fait mieux passer le poisson.

Un autre jeu de mon invention nécessite un certain investissement en sifflets à roulette et pétards-canon. Je l'ai intitulé « Trompe-Agent ». Il faut choisir un petit carrefour entouré d'arbres feuillus pour que deux joueurs puissent y grimper à l'abri des regards. Au plus fort de la circulation des autos, le joueur de l'arbre situé à gauche lance un pétard dans l'embouteillage et, dès l'éclatement, celui de droite donne un coup de sifflet. Il en résulte toujours des malentendus intéressants entre les conducteurs et l'agent. Le fin du fin est de constituer une équipe bien entraînée pour que tous les arbres soient occupés. Plus les participants sont nombreux, plus la provenance des coups de sifflet varie et cela ajoute à la confusion. Il est conseillé d'être en parfaite forme physique au cas où le policier découvre les joueurs. Ceux-ci devront alors descendre rapidement de leurs arbres et terminer l'épreuve par une course à pied. Celui qui se fait prendre a perdu la partie. Une clause de repêchage au commissariat étant prévue, il est tout de même recommandé à l'équipe de changer de lieu pour organiser une autre rencontre.

Dans le cadre des paris qui ne coûtent pas cher et qui peuvent rapporter gros, je place très haut celui d'insulter un flic en l'abreuvant d'injures hurlées en public. Au premier abord, la chose paraît infaisable ou vouée à l'échec le plus cuisant car on connaît la susceptibilité des représentants de la force publique en ce qui concerne les appellations péjoratives. Savez-vous qu'il est possible de se faire arrêter pour insulte à agent sans avoir dit un seul mot, une seule parole, esquissé un seul geste ? Vous passez tranquillement devant lui sans que rien dans votre comportement ne traduise une quelconque animosité de votre part et il peut vous appréhender sur-le-champ pour motif grave. Un tatouage sur la peau suffit : « Mort aux vaches. » Cette insulte gravée dans l'épiderme fait, de ceux qui la possèdent, des délinquants permanents. Il y a même pire dans la discrétion injurieuse. Quelques points bleus sur la peau d'un légionnaire représentent un code qui, pour les initiés, souhaite également la disparition des bovins à képis.

On comprendra donc aisément le risque que j'encours à me planter devant un poulet pour lui jeter à la crête des graines d'offense qui vont lui bloquer le gésier. Cela paraît suicidaire, à la limite, mais moi je sais que je ne risque rien. En plus, j'assure à mon parieur que le flic va me serrer la main à la fin de ma bordée d'injures. Vous imaginez qu'un tel défi mérite des enjeux importants. J'avoue avoir gagné ainsi d'excellents repas dans les meilleurs restaurants. Maintenant, ma tête populaire m'interdit ce genre d'exercice mais voici tout de même comment s'y prendre :

Je laisse le ou les parieurs sur le bord du trottoir et me dirige vers ma future victime occupée à régler la circulation (en principe, vu le danger d'un tel affrontement, personne ne vous suit). Arrivé à pied d'œuvre, je prends bien soin de me mettre de dos afin de ne pas montrer mon visage à ceux qui espèrent ma défaite. Là, devant le flic, je prends l'air le plus humble, légèrement teinté d'angoisse, comme quelqu'un qui vient de subir un choc émotionnel et dis, d'une voix douce et plaintive :

— Oh, monsieur l'agent, si vous saviez !

Il est très important de faire appel aux sentiments paternels dont la police n'est pas forcément dépourvue dans les cas de réconfort moral. Alors je me tords les mains et mets du désespoir dans mes yeux pour attirer la pitié.

— C'est affreux ! Moi qui ne demande qu'à vivre en paix !

— Quoi ? Qu'est-ce qu'il y a ? questionne l'agent troublé dans son travail.

— J'ai besoin de vous... si vous saviez !

— Pour quoi faire ?

Je ne donne jamais de suite les raisons de mon chagrin. Il faut déstabiliser l'équilibre apparent des sergents de ville en tenant compte de l'adage bien connu : dans chaque fonctionnaire de police il y a un homme qui sommeille. Je continue.

— Pour défendre l'honorabilité d'un honnête citoyen qu'on vient d'agresser au plus profond de lui-même.

— Vous vous êtes fait agresser ?

— Verbalement, monsieur l'agent, là, au coin de la rue, il y a deux minutes.

— C'est pas grave, répond en principe l'agent qui a d'autres chats à faire circuler.

C'est le moment d'ouvrir le feu. Les copains attendent là-bas, sur le trottoir.

— Si, c'est grave, monsieur l'agent. Un individu

que je ne connais pas m'a insulté en mettant en doute l'honneur de ma femme.

— Qu'est-ce que vous voulez que j'y fasse ?

— Il y a des mots qui font mal, monsieur l'agent. Il est arrivé vers moi et...

Là, j'appuie sur la gâchette et je lâche une salve d'injures en hurlant.

— ... et il m'a dit : COCU ! CONNARD ! ENFOIRÉ !

Surprise totale de mes amis qui n'entendent que ce que je crie à tue-tête. Le flic a évidemment un haut-le-corps. Terriblement gêné, il tente de me calmer.

— Allons, allons, doucement !

Je baisse à nouveau le ton pour créer une trêve indispensable à une nouvelle attaque.

— C'est un type en maillot de corps, je crois qu'il habite le quartier.

— Bon, d'accord, on va voir ça.

— Oh merci, monsieur l'agent. Quand je pense qu'il m'a dit en pleine figure... TA FEMME EST UNE SALOPE !

Je repars dans les décibels, à fond les haut-parleurs.

— MINABLE ! CRÉTIN ! CREVARD !

Le flic est perturbé des godasses au képi. Il ne pense qu'à se débarrasser de cet énergumène en train de lui raconter une histoire qui ne le concerne pas du tout. C'est l'instant précis de lui donner satisfaction. Je reparle doucement.

— L'homme porte une moustache avec une casquette et un maillot de corps vert...

— Oui, oui, d'accord, on va s'en occuper, dit l'agent en lançant des regards inquiets autour de lui.

— Merci, merci mille fois monsieur l'agent !

Je lui tends une main libératrice qu'il saisit comme

la clef de sa tranquillité et je fais demi-tour. J'ai gagné mon pari.

Le poulet en uniforme a toujours été un mets de choix pour les chansonniers, auteurs comiques et autres pamphlétaires. Où trouve-t-on ce gallinacé fonctionnaire sinon dans la rue ? C'est le terrain de chasse que préféreront les Nemrod et les Diane de la rigolade dont je suis le modeste porte-fusil. Avec un autre ami, disparu lui aussi et qui était un génie dans le domaine du canular*, nous avons monté une vengeance effroyablement drôle à l'encontre d'un C.R.S. qui s'était rendu coupable d'abus de pouvoir envers nos modestes personnes.

L'affaire eut lieu aux abords des locaux d'Antenne 2 menacés par des revendications sociales. Je ne me souviens plus s'il s'agissait des agriculteurs protestant contre la sécheresse ou l'humidité, des contrôleurs aériens qui ne se contrôlaient plus ou des employés de l'E.D.F. voulant qu'on soit au courant de leurs malheurs alternatifs. Le fait est qu'il y avait, autour du bâtiment de la télévision, des gens qui demandaient quelque chose à d'autres qui ne voulaient pas le leur donner. Au milieu de ce malentendu, les inévitables C.R.S., médecins du désordre, prêts à administrer la matraque soporifique en cas d'insomnie populaire.

Jack Ary — c'est le nom de mon regretté complice — était un enfant de l'humour. Comme Serge Davry ou d'autres fantaisistes méconnus du grand public, il fait partie de ces artistes suicidaires qui ont usé leur

---

* Quand je vous disais que les meilleurs sont souvent ceux qui partent les premiers !

cœur en coulisses à l'avantage des copains. Ce jour-là, à la vue de cette manifestation, son esprit inventif fut sollicité sur le champ de bataille.

— Merde, fit-il en guise de préambule à sa future idée, pour une fois que je passe à la télévision, il y a la guerre sur les marches du palais!

Pauvre Jack! J'étais encore plus déçu que lui. Je l'avais fait engager par Antenne 2 pour me donner la réplique dans un de mes sketches et voici qu'à l'heure où il pouvait enfin gagner sa croûte, les travailleurs français l'empêchaient de faire son boulot. Heureusement pour lui, ce désavantage, une fois la déception passée, lui avait donné l'idée d'un gag manquant à sa collection.

Bon, me dit-il, puisqu'on va louper notre émission à cause de ces fauteurs de troubles qui nous interdisent d'entrer au studio, je vais manifester, moi aussi.

Il entra dans le premier bistrot venu pendant que je parlementais avec un des gladiateurs de la sécurité.

— Vous n'allez tout de même pas nous laisser sur le trottoir, lui dis-je. Notre émission commence en direct dans un quart d'heure.

— Vous avez une carte professionnelle? lança-t-il, la visière basse et le regard sur ses chaussures de combat.

— Non, mais j'ai ma tête qui vaut quand même toutes les cartes d'identité

— Ça prouve rien. Pour moi, si la tête n'est pas photographiée avec un tampon de service, elle ne veut rien dire.

Ô sainte jugulaire! Divine imbécillité qui refuse de comprendre sous prétexte qu'on l'a empaquetée sous vide dans l'hermétisme militaire! J'insistai.

— Enfin, vous n'allez pas me dire que vous ne me reconnaissez pas ? Je n'ai rien à voir avec cette manif !

— Je n'ai pas le droit de vous reconnaître quand je suis en service commandé.

C'est alors que je vis Jacky Ary sortir du café, armé d'une pancarte faite d'un panneau publicitaire de chez Ricard cloué sur une queue de billard lui servant de hampe. Au dos de la plaque, il avait inscrit au crayon feutre : « C.G.C. »

— Qu'est-ce que c'est que ça ? lui demanda le C.R.S.

— Confédération Générale des Cons, répondit Jack Ary. Je suis le président.

— Aucun syndicat n'a le droit de forcer les barrages de police, répondit le cerbère en avançant sur nous de façon menaçante.

Poussés par ce tank en uniforme, nous fûmes obligés de reculer dans le groupe de manifestants. Je regardai ma montre. C'était cuit ! L'émission venait de débuter sans nous par la faute d'un type qui avait le cerveau en préfabriqué.

— Qu'est-ce que vous faites-là, monsieur Sim ? me demanda une petite dame se retrouvant subitement à mes côtés dans la bousculade.

Je commençais à lui expliquer notre situation quand Jack Ary m'interrompit en s'adressant à elle.

— Vous n'auriez pas du rouge à lèvres, madame ?

— Y'a pas de maquilleuse à la télé ? s'étonna-t-elle en riant.

— Si, répondit Jack, mais c'est pour faire un gag au flic qui ne veut pas nous laisser entrer. Prêtez-moi votre tube, je vous le rends tout de suite.

J'ai assisté à l'une des plus belles bavures policières. Que dis-je, bavure ? Ça n'était pas une bavure mais un énorme maculage, une bavochure magistrale. Jack Ary s'empara du tube de rouge aimablement prêté par la manifestante et, sur la face interne de l'index et du majeur de sa main droite, dessina deux superbes lèvres grassement colorées. Les deux doigts, rapprochés l'un de l'autre, formaient une véritable bouche provocante et pulpeuse.

— Attends-moi là, me dit-il en s'élançant vers le C.R.S.

Celui-ci, voyant revenir le président du Syndicat des cons, se mit en position de défense. Jack ne se découragea pas pour autant. Il fonça vers cette palissade vivante et les deux hommes se retrouvèrent nez à nez, ventre à ventre pour un tango qui, selon mes prévisions, allait se transformer en belle contredanse. Ils effectuèrent quelques pas d'une rare indiscipline dans le domaine de la chorégraphie classique et la hardiesse de leurs mouvements dénotait, chez chacun d'eux, une indépendance corporelle manifeste. Autrement dit, ils s'étaient empoignés comme deux charretiers.

Jack Ary — courageux mais pas téméraire — se dégagea le premier avant que la danse ne ressemble à une bagarre. Il y avait tellement d'effervescence autour de nous que les collègues du gendarme, occupés à d'autres interdictions, ne s'étaient aperçus de rien.

— Regarde-le, me souffla Jack en revenant près de moi.

Je regardai le C.R.S. Sa bouche et son menton étaient barbouillés de rouge à lèvres. On aurait dit qu'il venait de rouler une galoche à une radeusepouffiasse des Halles.

— Juste un petit frôlement de ma main dans un

geste de défense, m'expliqua Jack. Maintenant, il ne reste plus qu'à porter plainte au chef du détachement. Suis-moi.

Je le suivis jusqu'au fourgon contre lequel était appuyé un gradé, talkie-walkie à l'oreille. Un peu en retrait, j'assistai à la conversation suivante.

— Excusez-moi, mon commandant, mais l'un de vos hommes a profité de la bousculade devant l'entrée principale pour embrasser une manifestante.

Le commandant ferma son appareil et ouvrit des yeux ronds.

— Qui ça?

— Un C.R.S., là-bas, devant la porte d'entrée. Il s'est précipité sur une dame pour l'embrasser.

— Ah bon? Vous êtes sûr? C'était peut-être une de ses parentes, fit le gradé, visiblement ennuyé par ce perturbateur inattendu.

— Certainement pas! s'écria Jack Ary. Vous n'avez qu'à vérifier les empreintes qu'il a sur la figure. C'est pas à sa grand-mère qu'on cloque une pelle de chantier!

Sans dire un mot de plus, le commandant démarra en direction du violeur malgré lui qui le regarda arriver avec la surprise des innocents. Nous étions trop loin pour entendre ce qu'ils se sont dit, mais l'étonnement du C.R.S. peinturluré était facile à voir. Il semblait paralysé par les propos incohérents de son chef qui le prenait sans doute pour un obsédé sexuel. Sans attendre, le fautif fut relevé de son poste afin d'aller s'expliquer près du fourgon du commandement.

Nous avons profité de la brèche momentanée produite par l'absence de contrôle policier pour courir à toute vitesse vers le plateau de télé qui nous attendait. Notre passage sur l'antenne ne fut grevé que d'un léger retard. Je tiens à remercier ici les compagnies républicaines de sécurité en leur conseillant d'embrasser plus souvent les manifestants car — la présente histoire le prouve — cela donne des résultats extrêmement positifs.

Pour un homme, s'habiller en pervenche dans le but de dresser des contraventions aux automobilistes n'est pas chose courante. Le merveilleux métier que j'exerce me permettant toutes les fantaisies, j'ai eu le privilège de connaître l'aventure exaltante que vivent chaque jour les auxiliaires de police féminines. C'était, vous vous en doutez, pour les besoins de la Caméra cachée, l'émission si drôle de Jacques Rouland. Avec la baronne de la Tronche en Biais, j'avais déjà vécu un moment difficile dans le bois de Boulogne lorsque, me rendant à un gala en banlieue et n'ayant pas eu le temps d'enlever ma robe et ma perruque pour faire le trajet en conduisant mon automobile, je crevai du pneu gauche arrière. Voyant cette mémé arrêtée sur leur aire de travail et la prenant pour une concurrente, ces dames du bois se sont précipitées comme des volailles en furie pour lui dire, avec des noms d'oiseaux, d'aller picorer ailleurs.

Si, avec ce quiproquo involontaire, j'ai semé la perturbation chez les dames du bois de Boulogne, il m'est arrivé de provoquer des situations incongrues dont les plans étaient mûrement réfléchis. La baronne de la Tronche en Biais fut un personnage rêvé pour ce genre d'exercice. Pendant les répétitions des émissions de Guy Lux, au studio 102 de la Maison de la radio, la baronne a quelquefois profité des pauses pour aller prendre l'air aux environs de l'avenue de

Versailles ou de la rue du Ranelagh. Imaginez la tête de cet hôtelier qui un jour a vu arriver Coluche en salopette, accompagné d'une vieille folle tout excitée à l'idée d'un cinq à sept avec un débardeur. Tellement suffoqué par le couple qui se présentait devant son comptoir, le pauvre homme n'avait même pas reconnu Coluche.

— Je voudrais une chambre pour un quart d'heure, lui demanda Michel.

Je n'ai jamais vu quelqu'un me regarder avec autant d'étonnement. Il y avait de quoi. Sur une perruque blonde genre chicorée frisée, je portais un chapeau fleuri de marguerites et ma robe à volants me donnait l'air d'un vieil abat-jour des années trente. Ne parlons pas du visage. Celui de la baronne de la Tronche en Biais était assez spécial pour qu'on fasse appel aux dépanneurs T.V. de l'époque chaque fois qu'il apparaissait sur l'écran.

— Une chambre pour un quart d'heure ? répéta l'hôtelier. C'est... c'est pour quoi faire ?

— C'est pour me taper la vieille, précisa Coluche.

L'hôtelier eut un mouvement de recul. Il nous toisa du haut de ses trois étoiles clignotantes de stupeur.

— Vous vous trompez de maison, monsieur. Il n'y a pas d'hôtel de passe dans le quartier.

Coluche m'attrapa par le bras et, me faisant faire un demi-tour éclair sur mes hauts talons, dit :

— Viens mémé, puisque l'hôtellerie française refuse d'abriter les amours sincères, on va faire ça dans la camionnette !

Donc, le jour où Jacques Rouland me posa sur le trottoir de la place des Victoires à Paris, habillé en contractuelle, je n'étais pas à mon coup d'essai. Les caméras se trouvant dans une voiture banalisée, à quelques mètres de moi, je n'avais qu'à coller des papillons sous les essuie-glaces des véhicules en stationnement et attendre le client généralement mécontent. Le physique que je lui présentais n'arrangeait rien. Avec mon foulard sur la tête et le talent des maquilleuses, avec mes petites cannes perdues sous la jupe, je ressemblais à la fille naturelle de Popeye et de Françoise Sagan. Je piégeai ainsi plusieurs automobilistes :

— Oh, madame, soyez gentille, ne me mettez pas de contravention, je vais partir tout de suite.

— Vous avez dépassé l'heure de stationnement !

— Madame, je viens d'arriver. J'avais oublié de mettre une pièce dans le parcmètre.

— Il faut le faire au début du stationnement !

Pour que le dialogue ne sombre pas dans les lieux communs habituels à ce genre d'affrontement et parce qu'il fallait mettre un peu de poivre dans la caméra, je ne tardai pas à quitter le genre classique des pervenches de caniveau. Après avoir échangé avec mon client les quelques phrases qui me permettaient de tester sa personnalité, j'allumai mon premier pétard.

— Il y aurait peut-être un moyen de s'arranger, lui disais-je en baissant les yeux.

En général, et vu le sex-appeal fatigué de cette violette timide qui semblait manquer d'eau, le contrevenant marquait l'arrêt.

— Comment ça ? demandait-il, flairant la corruption de fonctionnaire.

Parfois, certains me reconnaissaient malgré mon maquillage et s'écriaient « Vous êtes Sim ? » ou « C'est pour la Caméra invisible ? ». Dans ces cas-là, il fallait attendre une autre victime moins perspicace pour aller jusqu'au pourboire en échange du papillon.

Le moment de grâce arriva en fin de tournage avec un petit vieux bien propre, vêtu d'un loden à carreaux, portant chapeau et parapluie.

— Comment ça, s'arranger ? fit-il en éclairant son dentier d'un sourire intéressé.

Pensant que j'avais peut-être un ticket à me mettre dans le composteur, je risquai l'impossible.

— Je termine mon service dans dix minutes, minaudai-je en triturant mon carnet de contraventions.

— Ah oui ? murmura le Brummel des parkings, imaginant déjà des gourmandises insolites.

Ça y était ! Je venais de tomber sur un aveuglé de l'amour, sur un escaladeur d'antiquités en mal de monture. Était-il possible qu'accoutré de la sorte, présentant un visage à faire démissionner le ministre de la Santé, je puisse attiser le désir d'un amorti de la braguette ? Sans doute l'attrait de l'uniforme et les jeux interdits avaient mis du brouillard sur ses lunettes. Ça devait rigoler dur dans la voiture technique ! Encouragé par cette idée, je battis des cils vers le petit vieux.

— Je veux bien vous faire sauter la contravention si vous...

Il ne fallait surtout pas employer la méthode cosaque. Les propositions à la hussarde sont rares chez les mémères de la préfecture. J'hésitai, presque rougissante, le regard sur le capot de la Mercedes.

— Si je quoi ? appuya le vieux cochon.

— Si vous voulez venir prendre un verre à la maison, me libérai-je d'un trait, comme une vieille fille qui n'en peut plus d'attendre. J'habite toute seule dans un studio, là, au dernier étage.

Je lui montrai les fenêtres d'un immeuble donnant

sur la place. Il jeta un rapide coup d'œil en direction des toits, regarda sa montre et dit :

— Je veux bien mais je dois reprendre ma femme chez le coiffeur dans une demi-heure.

Et voilà, mesdames, votre mari a soixante-quinze ans, vous allez vous faire rincer les cheveux en bleu pâle pour lui plaire et, pendant ce temps-là, il se fait friser le bigoudi par une effeuilleuse d'essuie-glaces ! En plus, il ne voit même pas que c'est un travelo qui lui propose l'amnistie et que — ô, cécité suprême ! — il s'appelle Sim et qu'une caméra filme la méprise pour amuser des millions de téléspectateurs. Je serai toujours étonné par la naïveté des gens de la rue et leur aimable disponibilité lorsqu'on leur propose une situation sortant de l'ordinaire. Dans ce cas précis, je crois que mon vieux dragueur ne m'a pas reconnu, tellement la proposition était osée.

— Une demi-heure, répétai-je, ça fait un peu court. Tant pis, je regrette mais nous verrons ça à la prochaine infraction si vous revenez dans le quartier.

— Ben, heu... oui, hésita le papy, et qu'est-ce qu'on fait pour la contravention ?

Là, je repris le ton autoritaire des possédants du pouvoir et portai le coup de grâce.

— Je vous la dresse, monsieur. Il n'y a aucune raison pour que la contravention soit la seule à se faire sauter !

Bien sûr, j'ai volontairement poussé le bouchon trop loin pour mettre fin au sketch et dévoiler ma véritable identité en ôtant ma perruque. Après avoir entendu ma sentence avec hébétude, le brave vieux éclata d'un énorme rire en voyant ma figure.

Il va sans dire que cette séquence n'est jamais passée à la télévision car sa femme en aurait frisé l'apoplexie en sortant de chez le coiffeur.

« L'agent ne fait pas le bonheur. »
Un contrevenant.

Vaincre le stress en toutes circonstances

Toutes les situations particulières qui viennent d'être évoquées ont surtout été inspirées par un contexte précis. Les ayant rassemblés par catégories, il en reste quelques-unes qui sont inclassables. Ce sont les canulars orphelins, les mystifications bâtardes, les gags sans famille qui n'en restent pas moins les enfants de l'amour du rire. C'est donc en vrac que je vous livre maintenant quelques autres articles de mon magasin de farces et attrapes.

Il y a, bien entendu, la grande panoplie des blagues de dernières représentations qui permet à l'artiste de se défouler au détriment de ses partenaires. Je crois avoir utilisé tous les lieux nécessaires à cet exercice, de la scène d'un music-hall au podium en plein air, du grand théâtre au simple tréteau de saltimbanques, du plateau de télévision au chapiteau de cirque. A l'Olympia, j'ai semé la pagaille au beau milieu d'un numéro de chiens savants en amenant dans les coulisses ma chienne qui avait ses chaleurs. Comme je la tenais en laisse, tous les clébards ont quitté la scène pour venir la rejoindre, laissant le dresseur isolé au milieu de ses tabourets, le cerceau à la main. Au cirque Spirou, avant que le prestidigitateur entre en piste, j'ai récupéré la colombe vivante qu'il devait faire apparaître d'un carton à chapeaux pour la remplacer par un pigeon rôti entouré de petits pois. Dans un théâtre de province, avec quelques camarades, nous nous sommes glissés dans le trou du souffleur pendant le tour de chant d'une chanteuse réaliste. Je passerai sous silence les obscénités dont elle a été témoin et qui l'ont fait massacrer le répertoire d'Édith Piaf.

A ce sujet, je dois ici faire amende honorable et m'excuser publiquement auprès de Linda de Souza à qui j'ai fait vivre un moment difficile sans le vouloir. Je me considère aujourd'hui comme coupable d'attentat à la pudeur envers son public et le regrette sincèrement, d'autant plus que ma bonne est portugaise, que j'admire le talent de Linda et que j'adore les huîtres.

Nous étions en tournée depuis plusieurs mois à travers la France, partageant la vedette d'un spectacle au cours duquel j'assurais la première partie. Chaque soir, vers la fin du récital de Linda, nous avions un gag bien au point et qui faisait un gros succès. Après une chanson, elle sortait de scène en laissant la place à ses musiciens qui enchaînaient avec le fameux *Avril au Portugal*. Ceux-ci jouaient pendant une minute environ et je rentrais en scène de dos avec une perruque semblable aux cheveux de Linda, vêtu d'une grande cape me tombant jusqu'aux pieds, et tenant un micro à la main. Pour les spectateurs qui ne voyaient pas mon visage, l'illusion était parfaite car, en coulisses, la vedette chantait dans un autre micro. Arrivé au centre du plateau, je me retournais brusquement et c'était un énorme éclat de rire. Nous interprétions alors tous deux la chanson entière.

Le dernier soir de notre tournée, voulant respecter

la tradition des blagues théâtrales, j'eus la très mauvaise idée de vouloir amuser les musiciens de Linda. Je rentrai en scène comme à l'habitude, dos au public avec ma cape et ma perruque, seulement il y avait une petite différence. Sous l'ample tissu qui dissimulait entièrement mon corps, j'étais complètement à poil ! Lorsque je fus face à l'orchestre installé au fond de la scène, j'écartai la cape de ma main libre pour faire le coup du « Coucou, la voilà ! » Comme on s'en doute, les musiciens furent les seuls à profiter de mon exhibition. Derrière moi et compte tenu de la largeur de la cape, les spectateurs ne s'aperçurent de rien. Ce fut un mouvement très rapide mais l'orchestre en prit un bon coup sur la vision.

Quand on souffle dans une trompette et qu'on voit une fausse Linda de Souza portant des sacoches en peau véritable, on est loin de la Valise en carton. Il y eut un effroyable concert de couacs transformant l'*Avril au Portugal* en véritable giboulée de mars. Malheureusement, je n'avais pas pensé à l'effet produit sur la vedette qui me voyait de profil depuis les coulisses sans être au courant de mes intentions espiègles. En voyant l'instrument que je présentais à l'orchestre, sa voix grimpa subitement à l'octave supérieur. Je ne pense pas que, même, Amalia Rodriguez ait pu émettre des notes d'une intensité aussi dramatique au plus fort de sa carrière. J'avais rendu fada le fado de Linda. A peine avais-je refermé ma cape qu'elle entra en scène comme une furie chantante, visiblement mise en colère par ce striptease qui bousculait le printemps de Lisbonne. Je me retournai le plus vite possible vers le public, bien enveloppé dans mon vêtement afin que rien ne transpire. L'éclat de rire habituel se produisit dans la salle à la vue des jumelles de la chanson et rien d'imprévu ne se serait passé si Linda ne s'était pas précipitée sur moi comme une vestale outragée, cassant net le couplet de la chanson en remplaçant les paroles initiales par un chapelet d'injures portugaises et françaises.

— ... Oh, le cochon !... Dégoûtant ! entendis-je, au passage, dans ma langue maternelle.

Je compris de suite qu'elle n'avait pas vraiment goûté cette plaisanterie de carabin et que ma liberté gauloise se mariait mal avec la rigueur ibérique. En revanche, les spectateurs marquèrent un temps d'arrêt dans leur hilarité. Ils étaient complètement déboussolés par la suite du sketch qui venait de se transformer en affrontement verbal et physique. Nous étions tous deux, maintenant face au public, moi retenant ma cape à deux mains et Linda essayant de l'ouvrir pour dévoiler le motif de sa colère.

— Regardez, il est tout nu ! criait-elle en tirant sur le tissu.

Affolé par un possible entrebâillement qui aurait fait surgir l'objet du litige, je fis un pas en arrière vers les musiciens écroulés, pliés en deux sur leurs instruments. Linda s'accrochait toujours à mon vêtement.

— Monsieur Sim est un dégoûtant ! répéta-t-elle.

J'avais l'impression d'être un satyre pris en faute par sa femme de ménage. Voyant qu'à force de tirer sur la cape, elle allait sans doute montrer aux gens la preuve de son mécontentement, je battis en retraite dans les coulisses, la laissant seule en scène devant une assemblée très étonnée par la nouvelle version de cette chanson populaire. Depuis, je reste persuadé qu'en avril il ne faut pas se découvrir d'un fil. Même au Portugal !

Le lendemain de cette aventure, Linda de Souza avait déjà quitté l'hôtel lorsque je me présentai à la réception pour payer ma note. J'étais sincèrement navré de voir notre tournée se terminer ainsi. Les musiciens que je rencontrai dans le hall, riant encore de ce qui s'était passé la veille au soir, me confirmèrent que leur patronne me prenait maintenant pour un vicieux, un débauché sans scrupules n'hésitant pas à faire du naturisme dans les salles des fêtes. Une autre chose me chiffonne : pourquoi, alors que je leur cachais pudiquement mes attributs, a-t-elle voulu si fortement les montrer aux spectateurs qui n'étaient au courant de rien ? Ils ont dû se demander ce que cette tentative d'arrachage de vêtements voulait bien dire. Allez donc comprendre quelque chose aux femmes quand elles ont des problèmes plein leurs valises !

Le rouge de la honte me monte encore aux joues quand je pense à ce que j'ai fait dès mon retour à Paris. Linda ayant enchaîné sur une série de galas dans son pays natal, je fus reçu avant elle par les animateurs de radio et télévision qui me demandèrent évidemment des nouvelles de notre tournée. Comme il se doit, je parlai de succès, d'ovations, de triomphes devant les micros et caméras mais, hors antenne, quand les gens du showbiz se transforment en concierges, je fredonnai l'air de la calomnie.

— Elle est vraiment super, Linda. Il y a juste un truc bizarre dans son comportement : elle dit que les Français sont des obsédés sexuels, qu'à Toulouse, le directeur du théâtre est entré dans sa loge à poil !

— Non ! s'exclamait le copain animateur, vedette de radio.

— Il paraît qu'un portier d'hôtel s'est déculotté devant elle !

— C'est pas vrai ? douta la copine animatrice, vedette de télé.

J'ai enrôlé, dans ma luxure fictive, un flic, un restaurateur, un pompiste et quelques autres braves commerçants de province, me gardant bien d'avouer mon propre attentat à la pudeur. Étant donné que Linda de Souza n'a jamais été considérée comme une chanteuse de chez Michou et, qu'au contraire, son répertoire et sa personnalité sont au-dessus de tous soupçons, les gens du métier avaient raison de me taxer d'affabulation. C'est ça que je visais !

— Il y aurait même un Belge en vacances à Pézenas qui se serait déguisé en Manneken-Pis pour lui offrir des fleurs !

Au point où j'en étais, rien ne pouvait mettre un frein à ma médisance. J'étais parti dans des rêves érotiques dont Linda faisait les frais sans le savoir et qui me vengeaient un peu de sa mauvaise considération à mon égard. Mon délire prit fin quand elle revint à Paris.

Sans doute encore traumatisée par mon exhibition, elle raconta — et c'est bien normal — que je m'étais livré à des horreurs devant elle et, de plus, en public. Comme j'avais déjà annoncé la couleur sans me mettre en cause, les gens reçurent la nouvelle me concernant avec la prudence des initiés. La grande joie, c'est quand je les revis la fois suivante.

— Dis donc, t'avais raison, me confiait le copain animateur, vedette de radio. Elle dit, qu'un soir, tu es entré à poil en scène !

— Ah, tu vois ! C'est quand même assez grave comme fantasme, non ?

— Tu connais la meilleure ? Linda de Souza t'a vu tout nu devant mille personnes ! convint la copine animatrice, vedette de télé.

— Qu'est-ce que je te disais ! jubilai-je en savourant ma vengeance.

Cela dit, aujourd'hui, je me mets à genoux devant Linda. Je comprends parfaitement qu'elle ait pu être surprise par une conduite libérale à laquelle son difficile chemin ne l'a pas habituée et je la prie de m'en excuser. Je la remercie enfin de m'avoir donné l'occasion d'écrire un passage qui, sans elle, n'aurait peut-être pas fait partie de mon traité de médecine. Dans ce paragraphe consacré au stress en toutes circonstances, l'anecdote précédente a en effet toutes les raisons d'être relatée. Le trac en scène est le cancer de l'artiste. Si on ne le combat pas, il vous ronge le talent. Quand on exerce un métier où le cœur bat à cent vingt chaque fois qu'on pointe à l'entrée, le rire est le seul médicament capable de faire surmonter l'angoisse du travailleur du spectacle. Emmener le public sur les chemins de l'absurde est pour moi un plaisir extrême. Je me sens dans la peau d'un timonier qui fait avancer ses boat-people où bon lui semble. Voici comment, à peu de frais, vous pourrez vous aussi posséder ce pouvoir pendant un certain temps.

Prenez une bobine de fil à coudre noir et un crayon. Localisez un endroit très fréquenté et mêlez-vous à la foule que vous voulez déstabiliser. Accrochez discrètement le bout du fil à un support quelconque et enfilez le crayon dans le trou de la bobine. Il ne vous reste plus qu'à évoluer au milieu des gens en cachant votre dispositif le mieux possible. Si vous tenez le crayon comme un essieu, vous aurez une navette dans la main et le fil se dévidera au gré de votre itinéraire.

Ma première expérience eut lieu à l'église Sainte-Croix de Nantes le jour de ma communion solennelle.

Profitant du rassemblement des enfants avant le défilé, j'avais fixé mon fil au pied d'un candélabre et pendant tout le parcours qui nous faisait descendre l'allée centrale en direction de l'autel, la bobine avait tourné dans ma main plaquée le long de ma jambe. Les communiants se séparèrent en deux groupes pour s'asseoir et le fil commença à faire des nœuds dans les travées, différemment accroché aux chaussures, boutons de vestes, brassards, etc. Je revois encore l'étonnement du brave curé regardant de loin ces petits catholiques en proie à des contorsions païennes. Que Dieu me pardonne d'avoir utilisé, pour rire, un fil qui n'était pas celui de la Vierge.

Beaucoup plus tard, j'ai repris ce gag en l'adaptant au modernisme. Actuellement, les endroits où il peut être efficace sont innombrables et si ses résultats sont toujours variés, il n'en demeure pas moins le discret moyen de posséder les masses populaires de manière bénigne.

Les hypermarchés à libre-service sont à recommander. Il vous suffit d'attacher votre fil à un caddie en attente et de trouver un axe proche pour y mettre la bobine. Vous pouvez même venir sans matériel et utiliser les moyens du bord : la bobine de fil à pêche qui vous attend déjà sur son moyeu au rayon des sports. Il ne faudra qu'un peu de prudence pour la relier au chariot que vous aurez vous-même approché de l'étalage. Cette dernière solution présente un avantage non négligeable dans la solidité d'un nylon presque invisible. Aux heures de pointe, le chariot ne tardera pas à trouver preneur et je peux vous assurer que le spectacle est toujours étonnant le samedi après-midi, vers seize heures, dans les Carrefour, Mammouth ou autres Euromarché.

Le client part avec son caddie et si vous avez bien choisi l'emplacement d'attache pour qu'il ne se prenne pas les pieds dans le fil — l'idéal se trouve sous la poignée, aux barreaux du panier en bas et à droite — le piège se tend de lui-même. Plus il y a de monde, mieux ça vaut. La bobine se déroule sans résistance, libérant une ceinture imperceptible qui entoure une gondole surchargée d'articles. Ça dégringole derrière le conducteur pendant que d'autres victimes du système de consommation ramassent les boîtes de conserve, les barils de lessive, les bombes à mousses, les bouteilles en plastique et tout ce qui fait le bordel de la pollution. L'agitation prend fin à la découverte du serpent dévastateur. Comme toujours, dans les cas d'incompréhension, une engueulade collective s'ensuit et vous, bien à l'abri au détour d'une allée, vous profitez d'un texte pimenté que vous n'avez même pas pris la peine d'écrire.

Le métro offre des possibilités aussi intéressantes. Les heures de grande fréquentation sont à retenir car elles sont propices aux meilleurs malentendus. Je retiens, parmi mes essais souterrains, celui dont le résultat m'a paru le plus probant.

Monté en tête de ligne, dans le wagon pratiquement désert, j'entourai la barre verticale de maintien par un nœud coulant avec un assez solide fil de nylon. L'ayant fait glisser vers le bas, je pus le resserrer d'un coup sec en laissant un bon mètre de mou au ras du plancher. Appuyé contre la porte donnant sur la voie, tenant l'autre bout du fil par un œillet cernant mon index, j'attendis l'affluence. Les voyageurs s'entassèrent bientôt devant moi, debout contre la barre, les pieds sur le fil. Il ne me restait plus qu'à aller à la pêche encore une fois. De temps en temps, je tentais de relever ma ligne de fond mais, sentant que quelqu'un piétinait le cordeau, je n'insistai pas et m'armai de patience. Le copain qui m'accompagnait semblait réfléchir à ses soucis, le front appuyé contre la vitre. En réalité, il attendait les événements que j'allais déclencher pour en rire.

La confection d'un canular, la construction d'une bonne blague sont très proches de l'amour. Sans témoin, le rire solitaire s'apparente à l'onanisme.

Il arriva enfin que le fil ne soit piétiné par personne mais longea plusieurs chaussures. Alors, je le remontai doucement entre les jambes d'une dame en le réembobinant autour de mon poignet. Au début, serrée contre les autres voyageurs, elle ne s'aperçut de rien. Le fil se tendit au niveau du bas de sa robe et, sentant cette résistance prometteuse, je continuai ma tension pour faire remonter un peu le vêtement le long des jambes qu'il protégeait. Prise en sandwich, compressée par les voisins, le menton contre un dos inconnu et la nuque sur une épaule anonyme, la dame dut malgré tout sentir quelque chose d'inhabituel aux environs de son entresol personnel. Elle parvint à tourner la tête vers un type collé contre ses arrières et qui lui sourit bêtement. Je donnai du mou pour faire durer le plaisir.

Un mot sur le physique de mes marionnettes à fil. Afin qu'un spectacle de guignol soit réussi, il faut que ses personnages présentent une allure caricaturale. J'étais bien tombé ! La dame en question n'avait rien pour inspirer la main baladeuse dans les transports en commun et l'homme en revanche avait tout pour faire craindre les attouchements métropolitains. Je tendis brusquement le fil. La voyageuse se trouva à cheval de façon plus que cavalière et son étonnement fut le début de ma récompense. Un gigantesque point d'interrogation se lisait dans le regard qu'elle dirigea vers le candide qui accentua son sourire déjà rempli d'urbanité. Alors, je tentai le tout pour le tout. Ou j'allais provoquer la claque dans la gueule, ou j'étais le promoteur d'une idylle prenant son essor dans les tréfonds de la capitale. Je fis remuer mon fil par petites saccades selon le principe de la pêche à la dandinette mais aucune violence ne se produisit. L'expression presque béate de la dame me prouva qu'elle n'était pas contre la squattérisation de certains locaux inoccupés et, devinant son désir de descendre à la prochaine station, je lâchai mon fil qui tomba par terre. Il est possible que aujourd'hui encore, elle pense que le Saint-Esprit peut descendre dans le métro sous la forme d'un superman de l'entrecuisse.

Le lieu rêvé pour ce genre d'exercice est certainement la boîte de nuit, genre super-discothèque comme on en trouve aux abords des grandes villes et qui peuvent accueillir un nombre incalculable de clients. Comme le volume sonore dépasse toujours l'entendement, si vous n'avez plus rien à dire à la fille avec qui vous sortez d'habitude, emmenez-la dans ces abattoirs à énergie où les veaux dansent pour oublier qu'ils sont piqués aux hormones par la société de consommation. Malheureusement, vous vous ennuierez peut-être comme moi quand on m'y invite en croyant me faire plaisir. C'est ce qui m'est arrivé, un soir, dans un gigantesque machin en plastique doré avec des bidules en verre, des trucs de couleur et des choses nickelées. Les tympans crevés par la sono, aveuglé par les lasers, assis sur un tabouret au milieu d'un passage de serveurs, tenant à la main un verre dix fois renversé par des boudins à franges, je commençais à regretter mon étang de Beauce et le chant des oiseaux quand une idée me vint à l'esprit.

L'habilleuse de notre tournée faisant partie des invités, je lui demandai si, par hasard, elle n'avait pas du fil dans son fourre-tout. Elle en avait une bobine que quelques minutes plus tard, dans la pénombre, j'accrochai au pied de mon tabouret. Je me levai et, tranquillement, traversai la piste au milieu des danseurs en faisant tourner la bobine entre le pouce et l'index. Virant à gauche, à droite, revenant sur mes pas, repartant en avant, personne ne remarqua cet isolé qui n'avait pas besoin de partenaire pour avoir le rythme dans la peau.

L'effet fut immédiat. Les gens commencèrent par regarder avec curiosité ce qui pouvait bien chatouiller leurs pieds puis, suivant la hauteur que je donnais au fil, s'inquiétaient de ces frôlements bizarres au niveau de leurs jambes et de leurs poitrines. De temps en temps, je levais les bras pour jerker dans le style, ce qui amenait des démangeaisons dans le cou et la gratte dans les cheveux. Quelques malins cassaient bien le fil mais cela ne faisait que multiplier les morceaux d'une toile d'araignée qui grandissait de plus en plus.

Je regagnai mon tabouret après avoir déroulé une bonne centaine de mètres. Le spectacle continua même après la fin de la danse et j'avoue ne pas m'être ennuyé une seconde pendant tout ce temps. L'habilleuse avait gardé le secret devant mes compagnons de table. Comme nous nous trouvions assez loin de la piste, ceux-ci regardaient les danseurs se livrer à des figures inconnues et leur étonnement ajouta à mon plaisir. Nous vîmes des Indiens faire la danse du scalp, des myopes rattraper leurs lunettes qui s'envolaient, des allergiques aux moustiques se frapper n'importe où pour chasser des bêtes invisibles, des sauteurs au tremplin bondir sans élan, bref une armée de contorsionnistes qui me fit me tordre de rire.

Si l'on propose de vous mener en bateau, j'ai aussi, dans ma pharmacie personnelle, quelques remèdes appropriés contre la déprime qui pourrait vous saisir en eau douce. Voici une aventure qui m'est arrivée il y a quelques années, mais permettez-moi encore une fois de vous la narrer au présent.
Le lever de rideau se fait dans un port fluvial des environs de Rennes.
Nous sommes là, devant la chose en tôle qui flotte le long du quai et doit nous emmener en vacances sur les canaux bretons. Il y a mon beau-frère Luc, sa femme Lucienne, Marie-Claude et moi. Assis sur nos valises, nous regardons le rafiot métallique que d'autres vacanciers viennent de ramener au port et je me demande s'il est bien raisonnable de s'embarquer sur cette carcasse bosselée par les fausses manœuvres des marins du mois d'août. Une famille de quatre personnes vient de la rendre à l'employé de l'agence de location fluviale qui, en moins de cinq minutes, nous a expliqué le fonctionnement, vérifié le niveau d'huile, remis les papiers du bateau et encaissé mon chèque.
Je jette un coup d'œil aux locataires que nous allons remplacer. Aux blessures qu'ils ramènent de croisière, on sent qu'ils ne sont pas plus expérimentés que

nous. Le père a le bras droit en écharpe, la mère a l'air harassé, les enfants pleurent et la queue du chien est entourée par un pansement.

— On aurait peut-être mieux fait d'aller à l'hôtel ? demande timidement Marie-Claude.

— Mais non, ça ira, rassure son frère. Il n'y a qu'à bien suivre les indications du mode d'emploi.

— Y a des brassières ? s'enquiert ma belle-sœur qui ne sait pas nager.

Luc a soulevé de suite le capot du moteur. Il y a tellement d'huile autour qu'on dirait une friteuse. Marie-Claude et Lucienne font l'inventaire des ustensiles de cuisine qui se trouvent dans le placard au-dessus de l'évier et du brûleur à gaz. Ils se rapprochent beaucoup plus de la gamelle de campeur que de la porcelaine de Saxe. Tant pis ! Nous allons vivre les joies du long cours en profitant des bienfaits de la nature. Luc a mis le moteur en route. Dans le carré, c'est intenable. On a l'impression d'être dans le tambour d'une machine à laver. Ça zingue, ça vibre, ça cogne de partout. En montant les trois marches séparant le poste de pilotage de la cuisine-salle à manger-chambre à coucher-W.C. (ces derniers sont à cinquante centimètres du réchaud à gaz), je prends le haut du chambranle de porte en plein front. Ça n'est pas le moment de céder à la douleur car mon beau-frère hurle les ordres d'appareillage.

— Il faut dégager l'avant du bateau avec la gaffe !
— Où est-elle ?
— Elle est à l'arrière ! crie Marie-Claude du fond de la cale-appartement.

Je file vers la poupe du navire en empruntant le minuscule plat-bord qui permet tout juste de poser ses pieds et je perds une de mes sandalettes entre le bateau et le quai. Après l'avoir vu couler près d'un vieux bidon et d'une bouteille en plastique, j'arrive à cloche-pied près de Luc.

— Pousse sur le quai, me dit-il, on est coincés.

Je pousse. C'est la seule façon de s'en sortir car nous sommes pris en sandwich par deux autres bâtiments. Le nôtre se dégage lentement sous mes efforts.

— Ça passe, confirme Luc.

Un raclement de tôle réduit légèrement l'optimisme de mon beau-frère. Ça passe, mais il faut beaucoup forcer. A notre décharge, je dois signaler qu'aucun de nous quatre n'a piloté un bateau jusqu'à ce jour. Le désir qui nous anime est seulement dû à notre envie de quitter la terre ferme pour jouir du calme de la rivière.

Mais, à l'instant, c'est tout le contraire qui se produit. On reste collés au quai dans un bruit de ferraille, j'ai perdu ma godasse et gagné une bosse, Luc envoie des indications émaillées de jurons et nos femmes tapent sur un tiroir pour débloquer la serrure. Tout à coup, après un craquement suspect, le bateau se dégage et pointe son nez vers le chenal avec un fort roulis. Tout le monde se rattrape à n'importe quoi.

— En avant! fait mon beau-frère, en essayant d'enclencher le levier dans le sens qu'il vient d'indiquer.

La boîte de vitesses fait entendre son désaccord mais le capitaine ne s'en laisse pas compter. Son insistance lui donne raison et le bond que nous sentons sous nos pieds prouve que la mécanique vient brusquement d'enterrer les pignons de la guerre.

Une voix, puis un choc brutal nous arrêtent dans notre élan. Là-bas, au bout du quai, l'employé est sorti de son bureau. Il court vers nous en faisant des grands signes.

— Stop! Arrêtez! Vous êtes encore amarrés à l'arrière!

Voilà donc pourquoi le fauve, encore muselé de la croupe, rugissait d'impatience. Je cours aider l'employé qui me lance le filin tandis que Luc cogne sur le levier pour le faire revenir au point mort. Comme il se doit, je rate la réception du cordage qui tombe à l'eau et s'emmêle dans l'hélice.

Notre départ est retardé de deux heures, temps qu'il faut à mon beau-frère pour défaire l'écheveau de filasse au cours d'une multitude de plongées sous-marines. Nous prenons enfin le large de la rivière sous l'œil inquiet du responsable de l'agence qui se demande peut-être s'il n'aurait pas mieux fait de nous louer des vélos.

Il est regrettable que, pour ce genre de bateau, le permis de naviguer ne soit pas indispensable car le fait de devoir le passer avec tout ce que cela implique comme apprentissage et démarches diverses nous aurait certainement découragés de prendre cette semaine de vacances sur et sous la flotte.

Cependant, nous connaissons quelques agréables moments de répit lorsque la caisse flottante est ficelée aux arbres, le long du chemin de halage, quand le moteur est coupé et que la pluie ne nous empêche pas de déjeuner sur le pont. Je pêche quelques poissons-chats que je remets à l'eau pour deux raisons : les silures sont farcis d'arêtes et risquent de foutre le feu à bord si on les approche du réchaud tellement ils sentent le mazout.

Un jour, tout de même, un rayon de soleil arrive sous la forme d'un journaliste averti de ma présence dans la région par le patron du restaurant dans lequel nous avons dîné la veille. Notre bateau est à l'attache le long du ponton de l'établissement et un petit homme tout excité déboule à l'instant où nous procédons aux préparatifs de départ. C'est le journaliste en question. De suite, j'imagine un canular qui va nous faire oublier les aléas du cabotage, le mauvais temps, l'inconfort des couchettes de la cabine commune, les emmerdements dans les écluses, les bosses sur la tête, les W.-C. à pompe qui pompent surtout les saloperies dans la rivière, la vaisselle ébréchée, les bobos aux pieds, aux coudes, aux genoux, toutes ces éraflures dues aux chocs contre un accastillage fatigué par des usagers qui nous ressemblent.

Ce journaliste est le cousin du restaurateur qui nous a permis de passer la nuit contre le ponton de sa terrasse. Outre son travail rédactionnel dans un canard boiteux, genre *Réveil Matin* ou *Le Petit Régional libéré*, il est épicier au bourg le plus proche. C'est dire s'il est content d'interviewer une vedette de la télé !

— Monsieur Sim, quelques mots pour mon journal !

Il n'en peut plus d'énervement. Au milieu des chiens écrasés, des remises de médailles, des banquets des vieux, des potins de voisinage qui n'apprennent rien à personne, le hasard lui fait mettre la main sur l'événement, le scoop qui va faire monter le tirage de sa feuille de chou et vendre ses choux au prix du mille-feuille. Il est envahissant, collant, adhésif comme un papier tue-mouches.

— Monsieur Sim, une photo s'il vous plaît !

Il monte à l'attaque avec l'armement du grand reporter, stylo dégainé et Kodak en bandoulière. Ses questions s'évadent en désordre à travers des dents brossées au Ricard.

— Qu'est-ce que vous faites là ? D'où venez-vous ? C'est votre femme, la dame ? Quels sont vos projets ?

— Ho, ho, ho, du calme, fais-je. Nous allons nous installer tranquillement à la terrasse et je vais tout vous dire.

Afin que vous puissiez bien profiter de la situation, je plante les derniers éléments du décor. Mon beau-frère, Luc, est resté invisible, la tête dans le moteur, en train de réparer une quelconque fuite. Nos deux femmes sont reçues à bord d'un autre bateau qui vient de nous rejoindre et qui est accosté au nôtre. Il appartient à la même agence de location et transporte ma sœur Jacqueline, son mari Constant et deux de leurs amis avec qui nous avons pris rendez-vous ce jour, au fil de l'eau.

— Bon, d'accord, accepte le journaliste, je vais saluer mon cousin et je vous rejoins en terrasse.

Il entre dans le restaurant en voletant comme un papillon tandis que je vais expliquer à toute mon équipe ce que je compte faire avec lui à l'aide de leur complicité. Le plan étant établi, je m'installe en terrasse, prêt pour une interview qui va révolutionner le journal local.

Dix minutes plus tard, nous sommes attablés autour d'un petit déjeuner que vient de nous servir le cousin-patron. Il y a là, Marie-Claude, fardée comme une vedette de la Metro Goldwyn Mayer en blue-jean collant. Lucienne, lunettes de script sur le nez, ma sœur Jacqueline prenant des allures d'attachée de presse, son mari, Constant, dans la peau du parfait secrétaire tenant un magnétophone de contrôle et enfin, Luc.

Luc va devenir, grâce à mes mensonges éhontés, le pôle d'attraction n° 1, la star incontestée derrière laquelle je vais m'effacer modestement. Physiquement, le frère de ma femme a un côté sud-américain. Basané, le poil brun, portant moustache, il pourrait jouer les inspecteurs de police ou les truands des séries T.V. d'outre-Atlantique. Ajoutons à cela qu'il est professeur d'anglais et parle, sans accent, la langue de Rambo. Dans l'immédiat, il est là, vêtu d'une tenue de ranger et d'une casquette à longue visière ramenée de son dernier voyage en Amérique, mâchant du chewing-gum, les pieds sur la table au milieu des tasses de café, buvant au goulot la bouteille de whisky que j'ai commandée pour lui.

Le journaliste le regarde, fasciné. Évidemment, le personnage diffère totalement des habitants de son bourg. Il me demande :

— Qui c'est ?

J'attendais la question. Celle qui ferait démarrer la séquence humour, celle qui nous consolerait de nos avatars nautiques et me plongerait dans le monde des extravagances où j'aime prendre mes vraies vacances.

— On peut dire que vous tombez bien, dis-je. C'est un acteur américain avec qui je vais tourner un film mis en scène par Spielberg avec Rita Astorg, Frank Silbury et John Turner.

Si vous inventez des noms à consonance américaine, il y a de grandes chances pour qu'on ait l'impression de les avoir déjà entendus.

— Ah, oui, oui ! fait le journaliste qui n'en revient pas d'être tombé sur un tel nid d'informations. Et vous allez jouer avec lui ?

— Oui, pour l'instant nous travaillons, incognito, à l'adaptation anglaise du scénario.

— Vous travaillez sur votre bateau ?

Il jette un œil sur la boîte de sardines qui ne rappelle pas du tout les yachts somptueux des vedettes de Hollywood.

— C'est quoi, comme film ?
— Un remake de la Porteuse de pain.
— Quel est le titre, en anglais ?
— La Porteuse de Bread. Vous êtes le premier à qui je dis ça.

C'est trop ! Le Bouvard du pauvre sort un carnet de sa poche, fait pointer son Bic et note. Jacqueline et Constant plongent sous la table, faisant mine de réparer le magnéto. Lucienne et Marie-Claude se lèvent pour aller libérer leur rire un peu plus loin. Imperturbable, Luc joue les stars alcooliques en trempant un croissant dans son whisky.

— Et vous allez tourner ce film où ?
— Les extérieurs à La Garenne-Bezons et les intérieurs à Hollywood.

Au point où j'en suis, le budget importe peu. Je me lance dans les folles dépenses des grandes productions.

— Ça va coûter très cher car mon partenaire demande d'énormes cachets. Vous pensez, avec le nom qu'il a !

— Comment s'appelle-t-il ? demande l'épicier-journaliste.

Je bloque. Dans mes élucubrations, j'ai oublié de baptiser ma vedette internationale et je prends le prétexte d'aller chercher mon paquet de cigarettes dans le bateau pour réfléchir au problème. Le risque d'abandonner le terrain n'est pas important car Luc est censé ne pas parler un mot de français. A mon retour, je le retrouve remplissant de whisky la tasse de café du journaliste.

— Il boit toujours comme ça ? demande ce dernier en s'étouffant avec le scotch qu'il vient d'avaler.

— Oui, mais ça n'est pas grave. Il n'est lucide que quand il est saoul.

Jacqueline et Constant, revenus de dessous la table, repartent pour un tour. Lucienne et Marie-Claude sont à deux mètres derrière ma victime, rires en dedans et oreilles dehors. Luc lui refile une autre rasade.

— Cheers !
— Qu'est-ce qu'il dit ?
— Il trinque à votre santé.
— C'est sympathique. Comment s'appelle-t-il déjà ?

En prenant mon paquet de Gitanes dans le bateau, j'ai eu une vision. J'ai vu un objet qui, depuis notre départ, nous sert à laver la salade, le pont, à faire tremper le linge sale et toutes sortes d'autres choses indispensables à la vie de bateliers. Il s'agit d'une bassine en plastique jaune fournie par l'agence de location. A force d'entendre mes coéquipiers se demander mutuellement « Où est la bassine jaune ? » « Passe-moi la bassine jaune ! », j'ai eu une illumination de la même couleur.

— Il s'appelle Lab Assing John !
— Comment ça s'écrit, demande le rédacteur-épicier.

La phonétique jumelle me permet d'épeler le nom de la star sans qu'il n'évoque une réminiscence quelconque avec un ustensile de buanderie.

— Your health ! claironne à nouveau Luc, faisant déborder la tasse du journaliste avec une troisième giclée de whisky.

Il est ravi, le plumitif. A son avis, il tient l'article de sa fin de carrière et le début d'une bonne cuite.

— A la vôtre, répond-il instinctivement en buvant de la main gauche et en écrivant de la main droite.

Il note tout, inscrit toutes les énormités que son euphorie ne lui permet plus d'analyser et nous quitte en trébuchant de la langue et du pied.

— One more gulp ! clame Lab Assing John en tentant de le faire boire au goulot de sa bouteille.

— Oh, non, se défend-il en repoussant le tentateur, je ne voudrais pas raconter de bêtises en écrivant mon papier !

Son article est sorti en première page du journal départemental et rien de ce que je lui ai dit n'a été déformé. Voilà enfin un vrai journaliste, fidèle dans ses transcriptions, comme on en trouve beaucoup plus dans les imprimeries de campagne que dans certaines salles de rédaction de la capitale. S'il lit ce bouquin, je le prie humblement de m'excuser et lui conseille d'écrire aux éditions Flammarion. Pour me faire pardonner, je jure de lui communiquer un scoop, dès que j'en aurai un à lui mettre sous le stylo. Cette fois-ci, il sera véritable. Je lui dois bien ça pour avoir apporté un remède à mon mal des cours d'eau.

Je rassure quand même les amateurs de croisières fluviales. Après cette halte folle, un vent joyeux a gonflé les voiles de notre bonne humeur, la pluie s'est arrêtée et nous avons vogué en paix sur la Vilaine bien mal nommée car c'est une des plus jolies rivières que je connaisse.

Je voudrais maintenant vous confier les secrets d'une émission de télévision à laquelle j'ai participé avec la complicité involontaire d'un véritable ami, d'un homme que je considère comme étant mon double dans la folie contrôlée, un des rares philosophes de notre temps qui ne se prend pas pour lui-même : Daniel Prévost.

Un jour, une charmante jeune femme me téléphone en fin d'après-midi pour me proposer de faire partie d'une nouvelle émission sur Canal Plus intitulée « Surprise sur prise ». Il s'agit, bien sûr, de la production télévisée de Marcel Béliveau montrant des vedettes piégées par une équipe canadienne dont il est le patron. Je venais de passer une de ces journées où rien ne va. Le matin, au courrier, plein de factures, mon tiers provisionnel et l'annulation d'un projet auquel je tenais beaucoup. L'après-midi, alors que j'étais en équilibre sur un escabeau pour réparer le lustre du salon, un coup de sonnette brutal m'a fait faire un faux mouvement et je me suis rentré un tournevis dans le doigt. Après avoir ouvert la porte de ma main valide, je me suis fait casser les pieds par un démarcheur tenace. C'est dire si j'étais en manque d'optimisme quand le téléphone a sonné. A l'autre bout du fil, la jeune femme en question s'est présentée.

— Mon nom est Ève-Marie Cauchois et je suis la collaboratrice d'une nouvelle émission dans laquelle nous aimerions bien vous avoir pour construire un canular autour d'un de vos amis.

Bonté divine ! Saint Plaisantin, dieu des Rigolards, merci ! J'étais là, comme un vieux sourire ébréché au bord de l'extinction et voilà que l'ange Gabriel descend du ciel par mon récepteur téléphonique pour remettre la joie sur mes lèvres. En plus, ce Saint-

Esprit porte un nom paradisiaque pour m'annoncer la bonne nouvelle. Il s'appelle Eve-Marie !

J'ai tout oublié. Les impôts, le tournevis, le connard. Après avoir fait le tour des copains que je pourrais entraîner dans cette folie, un seul m'est apparu comme étant le plus apte, le mieux indiqué pour un tour de manège dans l'invraisemblable, Daniel Prévost. Ceux qui ont vu cette émission savent que je me suis transformé en polyglotte parlant six ou sept langues et servant d'interprète à des étrangers dans le cadre d'un restaurant asiatique. Mais personne ne connaissait encore les dessous de l'affaire, les voici.

J'appelle Prévost chez lui, à son retour du théâtre Michel où il répète une prochaine pièce. Notre dialogue débute comme d'habitude, c'est-à-dire qu'il n'a ni queue ni tête, que nous partons dans des folies verbales indispensables à notre hygiène mentale. Puis je l'invite à déjeuner. Nos femmes sont absentes de Paris et nous proposons de nous retrouver, le lundi suivant, dans un restaurant chinois de la rue Bayard choisi par l'équipe de Surprise sur prise pour la commodité du tournage et l'amabilité des patrons.

Pendant les quelques jours qui me séparent de ce rendez-vous avec Daniel, la mise au point du scénario se fait avec les techniciens et les acteurs qui vont tendre les mailles du filet. Grâce à des professeurs, j'apprends le russe, le chinois, le togolais et le langage des sourds-muets, ou tout au moins une série de phrases exactes que je vais triturer en respectant la musicalité de ces diverses langues.

J'arrive au restaurant du Jardin violet vers midi, le lundi en question. Daniel n'est pas encore là, bien sûr. Nous avons une heure pour répéter les mouvements avec les comédiens et l'équipe technique qui ont envahi l'établissement. Il y a des caméras partout, cachées entre les plantes vertes, dans de fausses appliques, derrière des miroirs sans tain, des mini-micros dans les pots de fleurs et sous la table qui sera la nôtre. C'est un remarquable travail de camouflage. On ne voit pas un fil, pas un câble, pas une prise. Le restaurant, loué entièrement par la production, est rempli de comédiens et de figurants qui sont, dans l'ordre, les serveurs, les étrangers devant faire leur apparition plus tard et les clients normaux installés dans la salle. A chaque extrémité de la rue Bayard, deux assistants munis de talkies-walkies guettent l'arrivée de Daniel.

A treize heures pile, l'alerte est donnée. Prévost est signalé au début de la rue, côté avenue Montaigne. D'un seul coup, tout ce qui était remue-ménage, effervescence, agitation s'arrête et cède la place à l'ambiance feutrée d'un restaurant chic avec le bruit délicat des couverts et le ronronnement des conversations. Les comédiens, serveurs et maîtres d'hôtel évoluent entre les tables comme s'ils avaient fait cela toute leur vie. Les figurants-clients se régalent de la cuisine du Jardin violet, préparée par la brigade qui, elle, n'a pas été remplacée. En bas, une hôtesse accueille Daniel.

— Monsieur Prévost, vous êtes attendu au premier étage par monsieur Sim.

Moi, je suis déjà attablé lorsque mon ami traverse la salle à manger pour me rejoindre. Le sourire de ce mec m'a toujours comblé de bonheur. Il sourit de partout, des lèvres, du regard, des mains, de la démarche. Cette fois-ci, il m'apporte autre chose que sa bonne humeur habituelle, il m'offre le ticket gagnant à la loterie du rire. En le voyant se pencher, moi qui n'ai jamais acheté le moindre billet de tombola, joué au tiercé, au loto et à tous ces jeux d'arnaque légalisée, j'ai l'impression d'embrasser le gros lot. Quelle merveilleuse sensation de connaître l'avenir, de savoir les tenants et les aboutissants de l'affaire, de se mettre dans la peau de Dieu qui ne devait certainement pas ignorer que Caïn et Abel allaient se foutre sur la gueule ! Là, c'est le contraire. Je fabrique ma joie future avec la glaise de l'imagination.

— Ça va ? me demande Daniel. Marie-Claude, les enfants, le boulot, la santé, le frigo, pas de panne à signaler ?

Nous parlons boutique et famille durant quelques minutes car il ne faut éveiller aucune méfiance dans la précipitation. A ce sujet, la séquence passée à la télévision n'a duré qu'un quart d'heure environ alors que la totalité du repas a été filmée. Les caméras ont tourné plus d'une heure pour respecter la durée normale d'un déjeuner et seuls les passages insolites ont été montrés à l'écran.

La première anomalie se produit quand le serveur chinois arrive pour prendre la commande. Il ne parle pas un mot de français. Heureusement que je maîtrise la langue de Confucius.

— Yoo kun t'su yei kang t'no fu ? dis-je en compulsant le menu très sérieusement.

— Cheng-chou an yang ch'i ho lao-tzu tsien poï, répond le garçon qui a tout à fait compris ma question.

Je commande le repas en chinois, des hors-d'œuvre au dessert. Daniel me regarde d'abord en souriant, pensant que je veux plaisanter avec l'employé mais lorsque celui-ci s'en va après avoir scrupuleusement noté ma commande, il dit, étonné :

— Attends, là, tu... tu parles chinois ?

— Un peu, fais-je modestement. Mes parents avaient une bonne pékinoise quand j'étais jeune homme alors, le soir, elle me donnait des leçons particulières et...

Le rire de Prévost m'interrompt.

— Ah ça, alors ! Je ne savais vraiment pas que tu parlais le chinois.

— Tu sais, dans les conversations que nous avons d'habitude on a rarement l'occasion de le parler.

Il est quand même très impressionné. Je le sens dans le court silence qui s'installe avant de reprendre notre entretien. A la table voisine, un client solitaire est écroulé devant une bouteille de vodka à moitié vide et commence à chanter quelque chose dans une langue qui ressemble au russe. C'est très agaçant.

— Je voudrais qu'il arrête de chanter, rouspète Daniel en découpant son rouleau de printemps.

— Tiché tovaritch, tiché ! dis-je, m'adressant à l'ivrogne de façon autoritaire.

Le type me découvre comme un trésor. Perdu en plein Paris dans un restaurant chinois, isolé dans sa cuite, il est tombé sur un compatriote ! Je le calme dans sa langue maternelle.

— Drovjéna niet novgorod ! Tiché, tiché, dergiss dewochka barouchki jaross derjerniev !

Prévost n'a pas encore le temps de mesurer ma performance car le Russe est déjà debout. Il vient de m'empoigner pour me cloquer sur la bouche une ventouse fraternelle et déverse un flot de satisfactions soviétiques.

— Brousski ! Varouchka ! Da, da, tordjeniew !

Il se couche sur Daniel pour lui refiler un reliquat de bavouilleries affectueuses. Ce qui ne plaît pas du tout à mon copain qui, dans le mouvement, vient de lâcher un peu de sauce sur sa braguette.

— Ah, non ! Mais à quoi on joue, ici ? Faudrait lui dire d'aller s'asseoir !

Je saute sur l'occasion en repoussant l'envahisseur de la main et de la voix.

— Niet, niet, tovaritch ! Khazian vassili brej dragevski...

Je pars dans une assez longue tirade saupoudrée de mots spontanés en ski, ska, niev et autres terminaisons russo-instinctives. Je pousse même le culot jusqu'à y inclure un gorbatchev et un poniatowski qui passent inaperçus dans la mêlée. Le Russe, convaincu par mes conseils judicieux, s'éloigne en s'excusant.

L'œil de Prévost se fixe sur moi comme celui d'un coq qui vient de tomber sur un ver de deux mètres

— Tu parles le russe ?

Je n'ose pas le regarder en face car j'ai peur de flanquer par terre toute l'organisation. Une énorme envie de rire me noue l'estomac que je réussis à comprimer sous prétexte de me concentrer dans le maniement des baguettes. J'arrive à répondre.

— Mon oncle était russe blanc et il a épousé ma tante quand il est arrivé en France après la révolution de son pays. Tous les étés, j'allais chez eux.

Daniel essaie de comprendre ce qui lui échappe dans mes explications. Il y a encore un moment de silence.

— T'as appris le russe pendant tes vacances ?

Son rire fuse à nouveau, strident. Il observe autour de lui comme pour essayer de trouver une solution dans le décor et je crains la découverte possible. C'est qu'il est futé, le bougre ! Ça n'est plus un apprenti dans le domaine de la farce.

Devant moi, il y a la glace sans tain qui cache la caméra principale, celle qui filme les gros plans du visage de Daniel. Il me semble que quelque chose a bougé dans une transparence anormale. Pourvu que l'objectif ne fasse pas bêtement son apparition ! Mes craintes sont confirmées par l'arrivée imprévue d'une assistante déguisée en hôtesse.

— Monsieur Prévost, il y a une dame qui vous demande au rez-de-chaussée.

— Moi ?

Ça, personne ne l'a vu à la télévision. Ce sont les aléas de ce genre d'émission, la cuisine interne qui dérape dans sa confection, le lait qui se sauve sur le feu et le rôti qui brûle. Il faut vite éteindre ce début d'incendie avant que le consommateur ne s'en aperçoive.

Daniel me quitte, intrigué autant que moi par une visiteuse que personne n'attend. Dès sa descente au rez-de-chaussée, c'est l'affolement parmi l'équipe des techniciens et pendant qu'on démonte le miroir truqué, l'assistante m'explique.

— La caméra est tombée en panne. Il a fallu qu'on trouve une raison pour éloigner Daniel Prévost. Ève-Marie Cauchois est en bas pour le retenir pendant qu'on change d'appareil.

En un rien de temps tout est remplacé et replacé. Ouf ! Daniel revient dans le calme, uniquement préoccupé par l'incursion d'une dame qu'il ne connaît pas.

— Ça c'est la meilleure ! Une journaliste de R.T.L. m'a vu entrer au restaurant et veut m'interviewer pour ma prochaine pièce de théâtre.

J'en profite pour parler boulot en attendant la venue des compères suivants. Ils arrivent sous la forme d'un couple du plus beau noir, que le serveur installe à la table précédemment occupée par l'ivrogne russe. L'homme est habillé à l'européenne, d'un costume assorti à ses dents, et la femme porte un boubou coloré sur des formes à faire pâlir Carlos de jalousie.

Au-dessus du crâne de Prévost, je vois un technicien du son qui s'encadre dans une porte lointaine, en bout de salle. Il me fait des signes désespérés en touchant ses oreilles et j'en déduis que les micros placés sous notre table ont un problème. C'est pratique ! Tout en alimentant la conversation, je passe une baguette sous la nappe pour tapoter les appareils dans l'espoir de rétablir le contact avec les magnétos. Le technicien met son pouce en l'air. Ça marche !

— Yong whu t'seï fu man chou tsin ? me demande le garçon.

A partir de là, on va mettre le paquet. Étant donné que les deux Noirs ne parlent ni le chinois ni le français et que je m'exprime couramment dans leur dialecte togolais, je vais leur servir d'interprète. Je les rassure.

— Trrit mina baoumbé.

Ils me gratifient d'un sourire lumineux et m'indiquent leur commande en togolais que je traduis aussitôt en chinois. Tout le monde se comprend parfaitement sauf Daniel Prévost qui, sa baguette en l'air, me dévore du regard. Il est immobile, fasciné par une érudition qu'il n'a jamais soupçonnée chez l'homme simple que j'ai su rester. Durant ce galimatias sonore, il pousse néanmoins quelques petits cris nerveux, quelques débuts d'un fou rire vite étouffé par l'efficience de mon service. Le Chinois s'en va avec sa commande et les Noirs me remercient.

— Douam m'banga !

— Gano moboutou m'bongo, fais-je avec modestie.

Je plonge, tête basse, dans mes pousses de bambou. L'intérieur de mon ventre est en ébulliton et je sens des grosses boules de rire me remonter par le tube digestif. Je parviens encore à me retenir dans le silence qui suit. Daniel pose enfin ses baguettes dans le soja et dit :

— C'était quoi, là ?

— Des Togolais.

— Tu parles le togolais ?

— Ah non, je ne parle pas le togolais. Je parle le mina, qui est un dialecte du Togo du nord.

Vous avez tous une Cocotte-Minute chez vous. Imaginez qu'elle ait la tête de Daniel Prévost et qu'elle soit au bord de l'éclatement. C'est ce qui arrive, ça éclate, ça gicle, ça sort en sifflant. Son rire est un jet de vapeur qui n'en finit plus d'asperger l'entourage. Il se retourne encore dans tous les sens, cherchant inconsciemment l'auteur surréaliste de ce qu'il est en train de vivre.

— Y'a pas un peau-rouge, dans le coin ? hurle-t-il à la cantonade au milieu de ses spasmes.

Il se repose un peu en buvant un verre d'eau, essuie ses lunettes et demande avec une curiosité inquiète :

— Mais... comment t'as appris à parler ça ? T'as des ancêtres noirs ?

Je m'embarque dans une logique douteuse en lui confiant avoir fréquenté une des Clodettes de Claude François qui était togolaise. Il n'a pas le temps de s'étonner car une sourde-muette vient de bousculer sa chaise en passant dans l'allée. Elle s'excuse aussitôt avec le langage de ses mains et je lui réponds du tac au tac en faisant des signes qu'elle comprend parfaitement.

La Cocotte-Minute repart en même temps que la fille. Ça claque, ça fuse, ça éclabousse de partout. Le rire de Prévost n'a pas son pareil car il est pyrotechnique. Entre deux expirations, sa curiosité reprend le dessus.

— Où on est là ? C'est pas vrai ? Ça fait vingt ans qu'on se connaît et tu parles cinq langues, plus le langage des muets ? Ça, alors !

Nous avons emmené mon camarade dans un autre monde. Au fond de lui-même, il est en état d'anesthésie grâce à la géniale intervention des chirurgiens du rire. Un dernier praticien arrive pour la phase ultime de l'opération. C'est un bonhomme, genre paysan qui s'adresse directement à moi.

— Pardon, j' m'excusons d' vous déranger mais ch'ui berrichon. J'avons mangé ici ch' sais pu l' gare qu' faut prendre pour m'en r'tourner au pays.

— Comment? dis-je, n'ayant rien compris à sa demande de renseignement pourtant française.

Il recommence sa phrase sous l'œil résigné de Daniel qui a définitivement posé ses baguettes dans le cendrier.

— Qu'est-ce qu'il dit ? fais-je à nouveau.

Et là, le miracle ! Celui qu'on espère mais dont personne n'est sûr. Prévost traduit.

— Il dit qu'il est berrichon. Il a mangé ici et demande où est la gare.

Alors je n'en peux plus et je me laisse aller dans la cascade de mon propre rire. Le producteur, Marcel

Béliveau, entre habillé en turc, turban, boléro et pantalon bouffant. Il tend la main à Daniel qui le voit arriver vers lui avec l'air indifférent des grands traumatisés. On sent qu'il a refusé de comprendre et que si Jésus avait retenu une table pour manger chinois avec ses douze apôtres, il admettrait ça comme une vue de l'esprit.

— Bravo, monsieur Prévost, dit le sympathique Canadien. Vous venez de faire l'émission Surprise sur prise !

Toute la salle retentit d'applaudissements. Clients, serveurs, techniciens, cinquante personnes nous entourent et, au-dessus du brouhaha général, le rire de Daniel.

Je vais maintenant terminer ce recueil de médecine par une anecdote qui prouve que le rire peut venir à bout même des plus grandes angoisses.

Depuis l'aventure qui m'était arrivée dans la salle à manger présidentielle du palais de l'Élysée et au cours de laquelle j'avais projeté malencontreusement mon orange givrée dans les rayons d'une bibliothèque *, un étrange complexe diminuait mes initiatives lorsque je me trouvais en présence de personnages importants. Une sorte de timidité anormale s'emparait de moi devant les présidents de tous ordres et les stars de tous systèmes. Je n'étais plus qu'une violette timide dans un parterre de tournesols. Par obligations professionnelles, depuis la tragique invitation du président Coty citée plus haut, je continuais à répondre oui aux cocktails, dîners et réunions mondaines sans lesquels l'apprenti-vedette est menacé de s'inscrire au bureau

---

* *Elle est chouette ma gueule,* Flammarion.

du chômage. Malheureusement, ce blocage provoqué par la jet-society réduisait considérablement l'élégance de mon comportement physique et, surtout, mon vocabulaire. A part quelques « Comment ça va ? » et « Il fait beau aujourd'hui », je n'osais plus émettre d'opinions personnelles et pour rien au monde je n'aurais tenté de consommer une orange givrée près d'une bibliothèque. Après ces fêtes bon chic, bon genre, je rentrais chez moi avec l'impression d'avoir fait un four auprès du gratin. Jusqu'au jour où mon étoile farceuse me replaça dans les conditions de ma grande honte élyséenne, face au président Pompidou. Il se produisit alors un déclic qui me fit monter sur le pont de mon navire, le couteau de la revanche entre les dents, bien décidé à ne plus vivre au fond de la cale et à jeter mes complexes à la mer. Corsaire vaincu par l'adversité en 1954, je me retrouvais sur le lieu de la bataille en 1973, et si le capitaine avait changé, le vaisseau Élysée flottait toujours. Il me sembla que, seul, le cadre était responsable de ma défaite. Dix-neuf ans après, il m'était possible d'être mon propre exorciste, j'en étais soudainement convaincu.

Le médicament idoine se présenta sous la forme d'un pot de crème démaquillante dont je me servais après mon numéro. Ce jour-là, il me sauta aux yeux avant de nettoyer mes joues. Je venais de terminer ma prestation devant les enfants du personnel de l'Élysée et, dans ma loge jouxtant la salle des fêtes du palais, je fus pris d'une illumination en regardant l'amalgame de chez Leichner, le spécialiste des fards de théâtre. Je me demande encore d'où m'est venue l'idée tordue d'en faire l'instrument de ma vengeance. Tout un scénario germa rapidement dans mon esprit : j'allais quitter ma loge, démaquillé et recravaté, pour me rendre dans les salons où, selon la tradition, Georges Pompidou félicitait les artistes. Bien décidé à conjurer le sort en étant, cette fois-ci, le maître clairvoyant de la blague en haut lieu, je m'avançai, la main tendue et le sourire aux lèvres, vers mon pianiste Bob Castel afin de le féliciter pour son magistral accompagnement musical. Il était loin de se douter qu'au creux de ma paume droite j'avais placé une grosse noix de démaquillant.

Cette fine plaisanterie avait déjà été testée par mes soins lors d'une tournée en province avec Dalida. Je reverrai toujours la blonde vedette, à qui je venais de serrer la main pour lui souhaiter bon courage à la dernière seconde avant son entrée en scène, secouer ses doigts remplis de vaseline pendant les premières mesures de sa chanson pour, finalement, les essuyer aux pans du rideau en essayant de prendre un air dégagé. Il n'y a rien de plus gênant que de chanter l'amour en robe de satin quand on a les doigts pleins de graisse. La mise en scène en prend un sale coup. La main sur le cœur, sur les hanches ou dans les cheveux — gestes habituels de la créatrice de Bambino — fut remplacée par des mouvements saccadés qui donnèrent à ses chansons un avant-goût de Mickaël Jackson. Inutile de préciser ici ce qu'elle me dit à la fin du spectacle en roulant les R encore plus qu'à l'habitude. Je ne pouvais pas réfuter ses arguments car tout doit être payé au juste prix. Le rire que je lus toutefois dans ses yeux lorsqu'elle retrouva son calme me prouva que ses tarifs n'étaient pas élevés.

Bob Castel empoigna ma paluche beurrée de pommade en arborant un sourire satisfait. Sa conscience professionnelle lui remontait jusqu'aux oreilles et, sensible à mes compliments, il commença une phrase de remerciements brusquement interrompue à voix basse.

— Fais gaffe, voilà le président !

Pompidou était à deux mètres de nous, finissant de congratuler un jongleur du Cirque d'Hiver. Je n'eus que le temps d'essuyer mon reliquat de vaseline avec un mouchoir avant de me retrouver relié au chef de l'État par nos menottes respectives. Je ne me souviens plus de ses paroles exactes mais le sens en était poliment flatteur, sans mettre en cause son opinion personnelle, avec la diplomatie nécessaire à tout homme politique qui ne se risque pas dans des prises de positions inutiles, fussent-elles mineures. Sans doute du genre :

— Les enfants se sont bien amusés. C'était un beau gala de Noël. Merci encore...

Pendant quelques secondes, il me secoua l'avant-bras. J'ai bien remercié mon ange gardien à la fin de cette petite gymnastique. Sans lui, je tartinais la dextre présidentielle avec un emplâtre incongru sans aucune raison idéologique valable. L'attentat gratuit, le terrorisme aveugle, le choix inconsidéré du terrain glissant qui mène inévitablement au banc de l'infâmie.

Mon répit fut de courte durée. Bob Castel venait de s'infiltrer dans la file d'attente et commençait à regarder la main de Pompidou avec une évidente gourmandise. Depuis trente ans que ce pianiste hors du commun habille de musique mes textes de scène, j'ai appris à connaître ses moindres envies et je devine ses pulsions les plus secrètes. Je sais que cet émule de Mozart n'a pas son pareil pour déceler la bonne affaire. Capable de vendre un piano à un manchot des deux bras, il flaire de très loin l'os à moelle. Fasciné par le métacarpe gouvernemental, je le vis avancer le sien ouvert comme une pelle mécanique prête à enserrer l'objet de ses désirs. Alors, j'eus conscience de l'horreur ! Complètement écrasée sur sa paume, la boule de démaquillant était tartinée de la fin du poignet à la naissance des phalanges. Troublé par la soudaineté de la situation, malgré ses quatre-vingt-dix kilos d'objectivité, Bob Castel n'était plus qu'une bergère devant le roi, lubrifiée malgré elle par un satan honteux. Je sentis mes cornes me tomber dans les chaussures. Tout à son émotion, Bob ne se rendit pas compte de l'état de sa main. Dans une fraction de seconde, elle allait coller toute sa vaseline dans celle du président de la République.

Ce fut fait. L'étreinte me sembla interminable. Georges Pompidou complimenta Bob Castel qu'il n'avait sans doute pas bien vu, assis derrière son piano dans un coin de la scène. Mais, noblesse oblige et réélection commande, il se montra aussi amène qu'à l'habitude.

— Les enfants se sont bien amusés. C'était un beau gala de Noël. Merci encore...

La fin de la phrase me sembla moins assurée, plus titubante. Le président dégagea sa main et la regarda avec curiosité l'espace d'un éclair mais, vite, il reprit ses civilités comme un vieil habitué des situations difficiles. La nature adipeuse de Bob lui fit peut-être penser à une sudation excessive dont les politiciens ne doivent jamais souffrir en public, qu'elle vienne des autres ou d'eux-mêmes. De toute façon, ne sont-ils pas habitués à évoluer sur des terrains glissants ? Un autre goulu du shake-hand venait de happer l'objet du litige en puissance et Georges Pompidou s'éloigna progressivement jusqu'au bout de la haie des troubadours. C'est alors que Bob Castel s'approcha de moi et me dit à l'oreille en examinant sa paume :

— Qu'est-ce qu'il transpire !

Quelques instants plus tard, je vis le président de la République s'essuyer les mains avec une serviette faisant partie du couvert installé pour le goûter des enfants. Il me sembla avoir le regard un peu songeur mais, pour moi, le danger était passé. J'avais graissé la patte à une huile sans le vouloir et tout le bénéfice était pour moi. Pardon, monsieur Pompidou, un jour je viendrai à nouveau vous serrer la main et vous n'aurez rien à craindre de moi. Là où vous êtes, les âmes ne se maquillent plus.

> Le peuple a besoin de rire ; les rois aussi. Il faut, aux carrefours, le baladin. Il faut, aux palais, le bouffon.
>
> Victor Hugo

Avant de vous quitter, il faut que vous sachiez que je me suis bien amusé en écrivant ce bouquin. J'ai vécu à nouveau les aventures qui ont fait de moi un gamin de soixante-quatre balais à l'heure où M. Flammarion les imprime. Quand j'avais quinze ans, jamais je ne me serais douté que mes extravagances futures feraient l'objet d'un traité de médecine. Bien sûr, la faculté du même nom m'interdirait de mettre sur ma porte ou sur mes cartes de visite « Docteur Sim » mais cela m'importe peu car je n'ai pas besoin d'attirer la clientèle dans un cabinet médical. Comme tous mes confrères amuseurs, je reçois les malades dans les théâtres ou sur les écrans et, si le prix du fauteuil n'est pas remboursé par la Sécu, je sais au moins que ma thérapie est efficace. Pendant la durée d'un spectacle, le temps d'un film ou la lecture d'un livre, la guérison existe, même si elle est momentanée. Après, c'est au patient d'être son propre guérisseur en pratiquant l'optimisme qui rend la fatalité beaucoup plus acceptable.

Mais je ne voudrais pas que vous refermiez cet ouvrage sans vous donner le mot de la fin. Il est dû à Raymond Devos qui l'a prononcé à mon sujet au cours d'une tournée de province.

Pour le faire rire, chaque fois que nous entrions à l'hôtel, au restaurant ou au théâtre, je faisais semblant de me cogner la tête dans la porte en y donnant un grand coup de pied pour accréditer l'accident. Je me retournais aussitôt, me tenant le nez à deux mains et poussant d'horribles plaintes.

Devos, étant habitué à mon gag répétitif, riait surtout de ma constance dans l'effet. Un soir, j'ai raté mon coup de pied sur une porte vitrée que j'ai vraiment prise en plein sur le nez. Comme d'habitude, je me suis pris l'appendice à deux mains en souffrant terriblement du choc. Lorsque j'ai montré ma blessure aux copains qui nous accompagnaient, du sang coulait de mes narines. C'est alors que j'ai entendu Raymond Devos faire cette remarque admirative, prouvant qu'il est sensible à la conscience professionnelle des comiques.

— Formidable ! Il améliore.

Ce qui prouve qu'il faut toujours aller de l'avant pour valoriser ses arrières. Depuis, dès que je vois une ouverture à l'hilarité, je fonce, tête baissée pour améliorer ma résistance à l'adversité.

Rira bien qui rira le premier.

Moi.

Table des matières

La solitude à l'hôtel 9
La monotonie au restaurant 53
Le mal des transports 99
Le mal de mer. 131
Les agressions téléphoniques 159
Les troubles de la circulation 177
Vaincre le stress en toutes circonstances 203

*Cet ouvrage a été composé
par l'Imprimerie BUSSIÈRE
et imprimé sur presse CAMERON
dans les ateliers de la S.E.P.C.
à Saint-Amand-Montrond (Cher)
en octobre 1990*

N° d'édition : 12889. N° d'impression : 2740-2065.
Dépôt légal : novembre 1990

Imprimé en France